Friederike Reumann

OSTEOPATHIE FÜR ZU HAUSE

NERVENSYSTEM

AF834234

Friederike Reumann

OSTEOPATHIE FÜR ZU HAUSE
NERVENSYSTEM

Einfache und wirkungsvolle Übungen, um den Vagusnerv zu regulieren, Stress abzubauen und die Gesundheit auf allen Ebenen zu stärken

riva

INHALT

VORWORT

Von Dr. Svenja Borchers

Ich kenne Friederike Reumann seit dem Kindergarten. Damals haben wir nicht über Vagusnerv, Stressresilienz oder Regulation gesprochen. Wir haben Geschichten erzählt, uns Welten ausgedacht, Figuren erfunden – und dabei ganz ernsthaft und zugleich spielerisch eine Vision geteilt: irgendwann etwas Gutes in die Welt zu bringen.

Rückblickend verstehe ich: »Etwas Gutes« kann ganz leise beginnen. In dem Moment, in dem Menschen sich in ihrem eigenen Körper wieder sicherer fühlen. Genau darum geht es in diesem Buch. Es lädt dazu ein, den Körper wieder als Verbündeten zu erleben – nicht als Baustelle. Und das Nervensystem nicht als etwas, das dauerhaft »entspannt« sein muss, sondern als etwas, das vor allem anpassungsfähig sein darf.

Es geht nicht um ein permanent reguliertes Nervensystem, als ließe sich innere Ruhe auf Knopfdruck herstellen. Es geht um Flexibilität: darum, dass der Sympathikus in Momenten, in denen schnelles Handeln gefragt ist, zuverlässig aktiv wird – klarer Fokus, Energie verfügbar, handlungsbereit. Und dass das System, wenn die Anforderungen nachlassen, ebenso zuverlässig wieder in seine Balance findet, damit Regeneration möglich wird – nicht als starrer Wechsel, sondern als fließende Anpassung.

Gerade beim vegetativen Nervensystem wird verständlich, warum dieses Thema so viele berührt. Sympathikus und Parasympathikus steuern im Hintergrund Prozesse, die für unsere Gesundheit entscheidend sind: Kreislauf, Verdauung, Schlaf, Muskeltonus, Hormon- und Immunreaktionen. Vieles davon passiert autonom. Und trotzdem sind wir dem nicht ausgeliefert. Es gibt direkte und indirekte Wege, Einfluss zu nehmen: über den Atem, Bewegung, Berührung, über das Gefühl von Sicherheit im Körper. Und über etwas, das wir leicht verlernen: den Körper wieder zu lesen.

Als Neurowissenschaftlerin und Yogalehrerin beschäftige ich mich seit vielen Jahren mit Stress und Achtsamkeit aus einer neurozentrierten Perspektive. Stress ist dabei nicht »der Feind«. In gesunder Dosierung gehört er zum Leben und unterstützt unsere Anpassungsfähigkeit. Entscheidend ist, ob nach der Aktivierung echte

Ausgleichsphasen kommen. Wenn Regeneration ausbleibt und Stress chronisch wird, kann sich das nicht nur belastend anfühlen – es kann auch Spuren im Gehirn und in seinen Netzwerken hinterlassen. Genau deshalb ist das Thema so relevant: nicht, weil wir Stress vermeiden müssten, sondern weil wir wieder zu einem Rhythmus finden dürfen, in dem Aktivierung und Erholung sich abwechseln.

Viele von uns merken gerade: Unsere Lebensweise passt immer weniger zum Tempo unseres Nervensystems. Unser autonomes Nervensystem ist nicht für eine dauerhaft beschleunigte Welt gemacht, in der alles schnell gehen soll – Kommunikation, Entscheidungen, Reizverarbeitung, Leistung. Selbst Entspannung wird manchmal zur Aufgabe: als Termin im Kalender oder als weiterer Punkt auf einer ohnehin zu langen Liste. Kein Wunder, dass sich so viele innerlich gehetzt fühlen, schnell überreizt, erschöpft und gleichzeitig unruhig.

Umso mehr kommt dieses Buch genau zur richtigen Zeit. Es vermittelt fundierte osteopathische Grundlagen – und vor allem praktische, alltagstaugliche Übungen, die Schritt für Schritt begleiten. Friederike verbindet breit gefächertes Wissen als Osteopathin, Physiotherapeutin und Heilpraktikerin mit einer bemerkenswerten Klarheit. Gerade in einer Zeit, in der »Vagusnerv regulieren« zum Schlagwort geworden ist und Social Media voller Quick-Fixes steckt, tut das gut: Hier wird aus einem komplexen Thema etwas Greifbares – mit Struktur, guter Dosierung und klaren Anleitungen.

Was ihren Ansatz besonders macht, ist dieser weite Blick – und zugleich die Fähigkeit, daraus etwas sehr Konkretes zu machen. Friederike zeigt, wie sanfte Bewegungssequenzen und gezielte Impulse das System unterstützen können: unspektakulär, aber wirksam. So, dass man tatsächlich anfängt, dranbleibt – und im besten Fall spürt: Ich kann Einfluss nehmen. Ich bin nicht ausgeliefert.

Und vielleicht lautet die ehrlichste Frage dann nicht nur: Welche Übung hilft mir? Sondern auch: Was in meinem Leben darf weniger werden? Dieses Buch gibt konkrete Tools an die Hand und erinnert gleichzeitig daran, dass Regulation nicht nur Technik ist, sondern auch Lebensgestaltung. Nicht »reparieren müssen«, sondern »verstehen« und »entlasten«. Oft beginnt Selbstwirksamkeit leise: mit einer Übung, einem Atemzug, einem Moment von Orientierung. Und manchmal ist es nicht noch ein weiteres Tool, das uns zurück in die Balance bringt, sondern die Erlaubnis, die Anforderungen an uns selbst zu hinterfragen.

Handhabe dieses Buch nicht wie eine To-do-Liste. Nutze es wie einen Werkzeugkasten – mache es dir zu einem Begleiter. Probiere aus, beobachte, wiederhole. Manchmal reicht eine kurze Sequenz, manchmal eine einzelne Übung. Manchmal spürst du sofort eine Veränderung, manchmal zeigt sie sich erst Tage oder Wochen später. Doch jeder kleine Moment, in dem dein Nervensystem spürt, dass es loslassen kann, lohnt sich.

Wenn ich an Friederike und mich als Kinder denke, an unsere Geschichten und diese leise, große Vision, dann wirkt dieses Buch wie eine natürliche Fortsetzung davon. Es erinnert an etwas, das wir vielleicht als Kinder noch wussten: dass ein gutes Leben nicht bedeutet, immer stark zu sein, sondern in Verbindung zu bleiben. Mit dem eigenen Körper. Mit dem eigenen Rhythmus. Und mit dem Wissen, dass Balance nicht Stillstand ist, sondern Beweglichkeit.

Ich wünsche dir beim Lesen und Üben genau diese Neugier, mit der alles einmal begann – und die Freude, dich selbst dabei ein Stück besser kennenzulernen.

KAPITEL 1

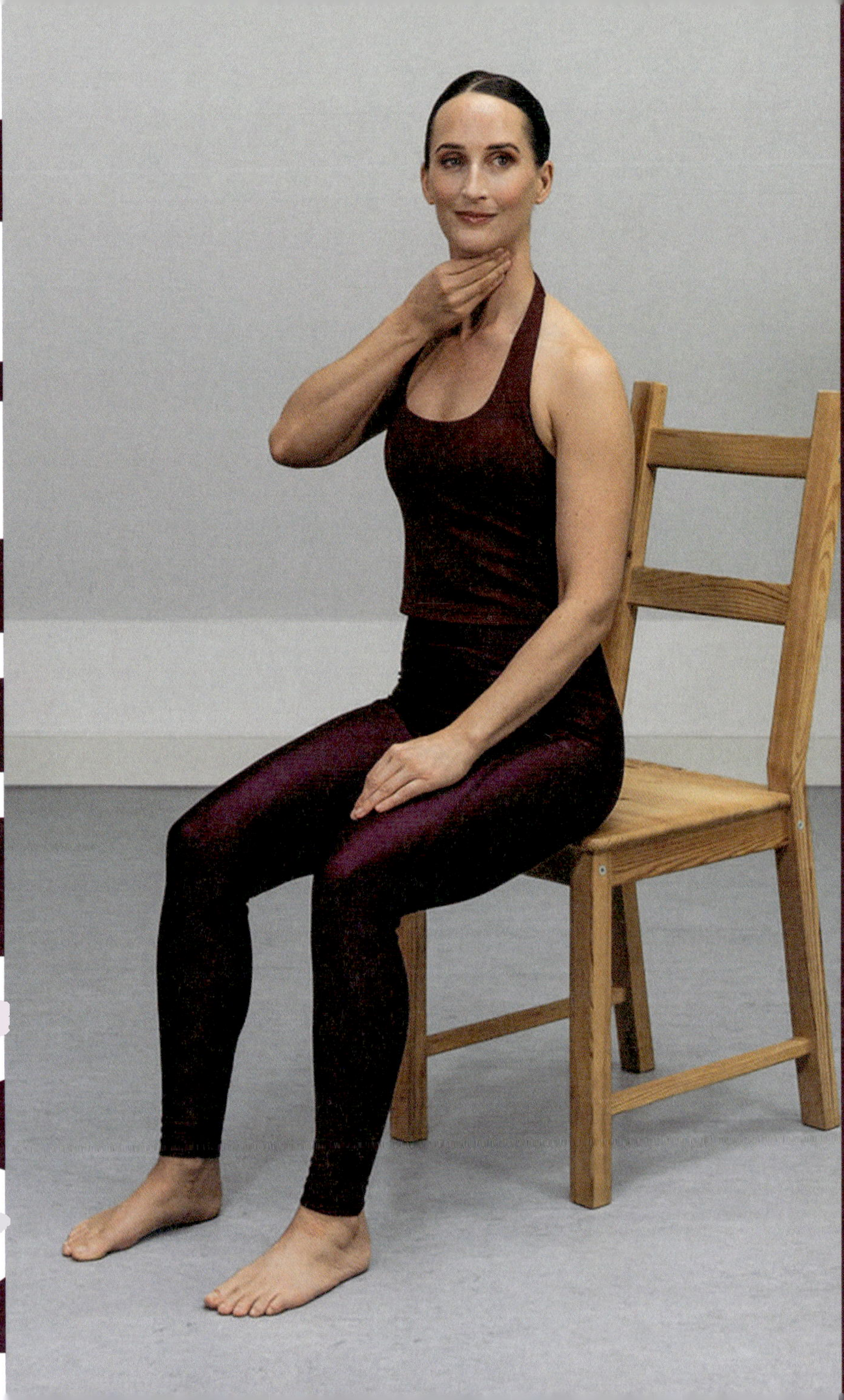

DIE GRUNDLAGEN DER OSTEOPATHIE FÜR DEIN NERVENSYSTEM

Vielleicht hast du dich schon einmal gefragt, warum du selbst in ruhigen Momenten innerlich angespannt bist oder dein Körper einfach nicht zur Ruhe kommt. Die Antwort liegt oft in einem Bereich unseres Körpers, den wir kaum bewusst wahrnehmen: dem vegetativen Nervensystem. Es steuert im Hintergrund alles, was wir zum Leben brauchen, und gerät in unserem leistungsorientierten Alltag schnell aus dem Gleichgewicht. In diesem Kapitel bekommst du ein erstes Gefühl dafür, wie dein Nervensystem arbeitet und wie du wieder mehr Balance in dir herstellen kannst.

Was Kopfschmerzen und Reizdarm mit dem Nervensystem zu tun haben

In unserem heutigen Leben mit ständigem Zeitdruck, künstlichen Lichtquellen, Lärm, Erreichbarkeit und hohen Ansprüchen gerät dieses fein abgestimmte Gleichgewicht leicht aus der Balance. Die vielen Reize stören unsere Biorhythmen und versetzen den Sympathikus, den aktiven Anteil im vegetativen Nervensystem, dauerhaft in eine Art Alarmmodus. Der Körper ist pausenlos auf Leistung eingestellt, immer aktiv und kann kaum noch abschalten – oft nicht einmal, wenn wir schlafen wollen.

Wenn wir über längere Zeit in diesem Zustand verbleiben, wird es unangenehm und auf Dauer ungesund: Der Körper erschöpft sich, es entstehen innere Unruhe und Beschwerden wie, Kopfschmerzen, Reizdarm oder Verspannungen. Das sind Anzeichen eines dysregulierten Nervensystems, die wir im Alltag häufig übergehen – bis sie sich nicht mehr ignorieren lassen.

Die gute Nachricht ist: Du kannst dein Nervensystem beeinflussen. Mit gezielten Atem- und Übungsimpulsen lässt sich ein überreiztes Nervensystem gezielt wieder beruhigen und in die Regulation führen. Osteopathische Griffe oder fein abgestimmte Massagetechniken können dabei unterstützen, den Körper zurück in sein Gleichgewicht zu führen.

Dein Nervensystem bewusst wahrnehmen und regulieren lernen

Du wirst erleben, wie schon kleine, gezielte Impulse eine spürbare Wirkung entfalten können und wie du aus eigener Kraft heraus Linderung von Beschwerden herbeiführst. Diese Erfahrungen schenken dir eine neue Verbindung zu deinem Körper und mehr Sicherheit im Umgang mit vegetativen Symptomen. Wie genau du dein Nervensystem Schritt für Schritt regulieren kannst, zeige ich dir im weiteren Verlauf des Buches. In diesem Kapitel schauen wir uns zunächst an, wie das vegetative Nervensystem aufgebaut ist und wie seine einzelnen Anteile zusammenarbeiten.

Aufbau und Funktion des vegetativen Nervensystems

Fühlst du dich oft erschöpft und ausgelaugt? Kannst du trotzdem nicht gut schlafen? Leidest du an Verdauungsstörungen oder schmerzhaften Verspannungen? Klopft dein Herz manchmal grundlos schneller oder empfindest du deine Atmung als viel zu flach und energielos? Dann liegt die Ursache vermutlich in deinem vegetativen Nervensystem.

Wenn wir gestresst sind, verstärken oder bündeln sich die Beschwerden häufig noch oder verursachen Ängste und Sorgen, weil sie oftmals kaum greifbar sind. Der Gang in die ärztliche Praxis ist meist frustrierend, denn echte, alltagstaugliche Hilfe bleibt allzu oft aus. Der Griff zu Medikamenten lindert zwar schnell die akuten Symptome, hilft jedoch kaum dabei, das vegetative Nervensystem zu regulieren und zurück zu innerer Balance zu finden.

In diesem Buch möchte ich dir die fehlenden Tools vorstellen und dir damit Unterstützung schenken – gezielte Übungen, wertvolle Alltagstipps und Impulse aus der Osteopathie, die, mit schulmedizinischer Medizin verknüpft, echte und dauerhafte Linderung deiner Beschwerden ermöglichen. Doch der Schlüssel zu Veränderung und die wichtigste Stellschraube in diesem ganzheitlichen Konzept bist du selbst. Ohne deine Mithilfe kann die beste Medizin oder Behandlung wenig ausrichten.

In meiner Osteopathie-Praxis habe ich die Erfahrung gemacht, dass es den meisten Betroffenen schwerfällt, schädigende Lebensgewohnheiten dauerhaft zu verändern. Meist sind sie in den ersten Wochen motiviert, weil sie spüren, wie sich der Körper positiv verändert. Doch sobald die störenden Symptome weg sind, verfallen sie zurück in alte Muster: Der Stress ist wieder da, die Zeit für Übungen fehlt und das Belohnungszentrum im Gehirn ruft nach Zucker, Alkohol oder einfach nur nach dem Sofa. Doch mit den schädigenden Gewohnheiten stellen sich logischerweise auch die Beschwerden wieder ein – Reizdarm, Kopfschmerzen und Schlafprobleme nehmen wieder zu.

Wie also gelingt es dann, das Leben dauerhaft gesundheitsfreundlich zu gestalten und zu vermeiden, zurück in die Stress- und Beschwerdefalle zu tappen? Neben den angekündigten Selbstbehandlungstools beschäftigen wir uns in diesem Buch genau mit dieser Frage. Zwei wesentliche Voraussetzungen für ein stressfreieres Leben verrate ich dir jetzt schon: Alle Tipps und Übungen, die man umsetzen möchte, müssen in den Alltag passen – auch wenn dieser voll verplant ist oder dich immer wieder vor Herausforderungen stellt. Und: Wissen ist die größte Motivation! Wenn du verstehst, wie dein vegetatives Nervensystem funktioniert und welche Hebel zur Beschwerdelinderung umgeschaltet werden können, dann bleibst du am Ball. Denn das Gefühl, selbst etwas positiv zu verändern, nimmt deinen Symptomen die Macht – und das fühlt sich unheimlich gut an!

Also, worauf wartest du noch? Lass uns loslegen! Wir beschäftigen uns zunächst mit etwas Theorie: Wie funktioniert das Nervensystem eigentlich? Wie bleibt es in Balance und unter welchen Umständen kippt es und verursacht entsprechende Symptome?

Vom Reiz zur vegetativen Reaktion

Das Nervensystem ist das zentrale Steuerungsnetz unseres Körpers und gliedert sich grob in das zentrale, das periphere und das vegetative Nervensystem. Während das zentrale und periphere Nervensystem vor allem für bewusste Bewegungen und Sinneswahrnehmungen zuständig sind, arbeitet das vegetative Nervensystem weitgehend unbemerkt im Hintergrund. Es reguliert lebenswichtige Funktionen wie Atmung, Herzschlag und Verdauung und beeinflusst damit maßgeblich unsere Gesundheit und unser inneres Gleichgewicht. Genau darum soll es in diesem Buch gehen: inneres Gleichgewicht, Gelassenheit und Gesundheitsstärkung auf allen Ebenen. Deswegen lenken wir unseren Fokus auf diesen autonomen Anteil des Nervensystems und beleuchten all jene faszinierenden Mechanismen, die später im Übungsteil zur Anwendung kommen und dir helfen, deine innere Balance jederzeit wiederherzustellen.

Neben der Steuerung von lebenswichtigen Funktionen hat das autonome Nervensystem auch die Aufgabe, den Körper an jede Situation, die wir erleben, optimal anzupassen. Wenn wir beispielsweise anfangen zu laufen, erhöht es unseren

Blutdruck und Puls, damit die Muskeln besser mit Blut versorgt werden und mehr Sauerstoff im Körper ankommt. Setzen wir uns dann wieder hin und ruhen uns aus, normalisiert das vegetative Nervensystem den Pulsschlag wieder und die Atemfrequenz reguliert sich. Wenn wir fliehen müssen, versetzt uns das vegetative Nervensystem in den Alarmmodus, wenn die Gefahr vorbei ist, stellt es den Körper zurück in den Ruhemodus ein.

Doch wie kann der Körper so blitzschnell reagieren und uns aktivieren oder vor Gefahren schützen und sich ebenso schnell wieder umstellen und beginnen, sich zu regulieren und auszuruhen? Das ist superspannend oder? Ich erkläre es dir kurz.

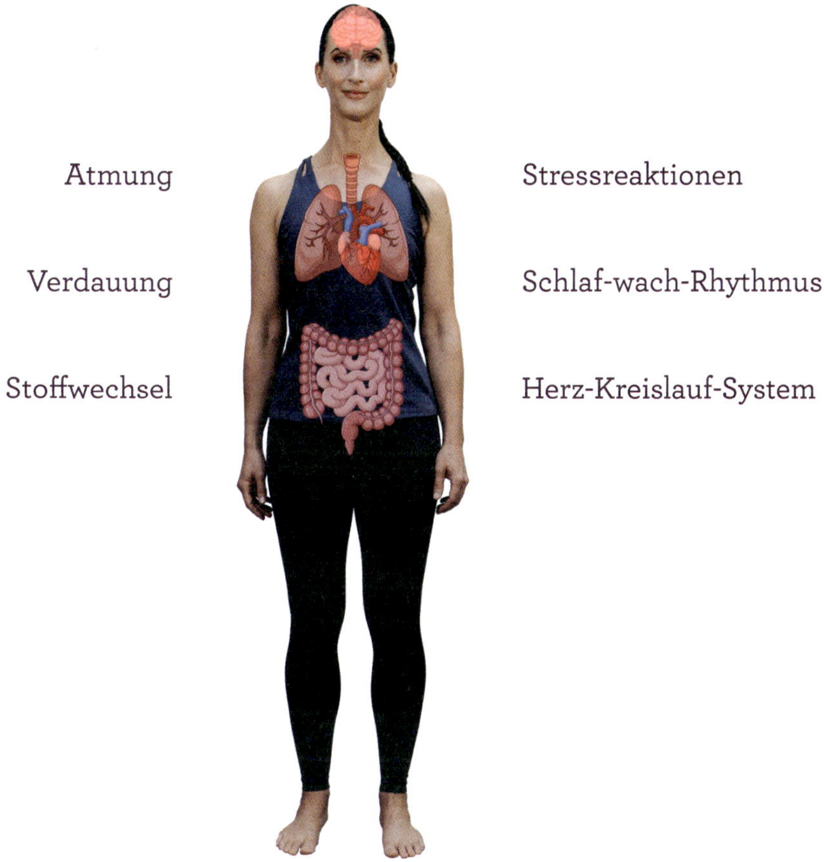

Das vegetative Nervensystem steuert alle lebenswichtigen Funktionen wie Atmung, Herzschlag, Schlaf-wach-Rhythmus und Verdauung.

Inselrinde und limbisches System: die inneren Wahrnehmungszentren

Unser Körper ist mit sensiblen Sinneszellen und Sensoren ausgestattet, die noch so feine innere und äußere Reize wie Stress, Schmerz, Temperaturunterschiede, Emotionen oder Veränderungen im Herzschlag wahrnehmen. Sie leiten diese Informationen sofort als sogenannte afferente Signale über Nervenbahnen nach oben zum Gehirn weiter, in unsere wichtigste Steuerzentrale. Das Gehirn hat bestimmte Strukturen, die diese Informationen bewerten und bearbeiten können. Wir beleuchten jene Strukturen genauer, die für vegetative Körperreaktionen besonders interessant sind.

Eine davon ist die Inselrinde, ein kleiner, aber sehr wichtiger Teil des Gehirns. Sie liegt tief zwischen Schläfen- und Stirnlappen unter der Großhirnrinde verborgen und ist so etwas wie das innere Wahrnehmungszentrum des Körpers. Sie hilft uns zu spüren, was in uns vorgeht, körperlich und emotional.

Genau hier kommen die afferenten Signale aus dem Körper an. Aus ihnen wird in der Inselrinde ein Körpergefühl, das wir subjektiv beispielsweise als Hitze, Herzklopfen, Hunger oder innere Unruhe empfinden.

Diese Körpergefühle werden zur Bewertung an das limbische System gefunkt, mit dem die Inselrinde eng verknüpft ist. Es kann als eine Art emotionales Zentrum im Gehirn verstanden werden und gibt dem subjektiven Körpergefühl aus der Inselrinde eine emotionale Bedeutung mit Bewertung. Ist beispielsweise das empfundene Herzklopfen bedrohlich, neutral oder kann es als angenehm eingestuft werden? Diese Einordnung wird in bestimmten Anteilen der Großhirnrinde kontextabhängig moduliert. Je nach Einschätzung wird dann bestimmt, wie stark der Körper auf diesen Reiz reagieren muss.

Hypothalamus und Hypophyse: Bindeglieder zum Hormonsystem

Während die limbischen Netzwerke als emotionales Zentrum im Gehirn bezeichnet werden können, nimmt der Hypothalamus hier die Rolle einer Schaltzentrale ein. Diese empfängt das emotionale Signal aus dem limbischen System innerhalb weniger Millisekunden und entscheidet blitzschnell, ob der Körper in einen

Aktivitäts- oder Alarmzustand versetzt werden muss (Sympathikus) oder in den Entspannungsmodus (Parasympathikus) schalten soll. Dazu nutzt der Hypothalamus überwiegend zwei Wege: entweder über das vegetative Nervensystem (autonom und sehr schnell) oder über das Hormonsystem (endokrin, langsamer, aber nachhaltiger).

Wenn der Hypothalamus das vegetative Nervensystem als Weg nutzt (etwa bei akutem Stress und Alarm), sendet er die Impulse direkt an den Hirnstamm und aktiviert den Sympathikus. Der Sympathikus leitet das Signal dann über Nervenbahnen zu den Nebennieren ins Nebennierenmark. Hier sitzen Zellen, die im Akutfall Adrenalin und Noradrenalin (Hormone und Neurotransmitter) direkt ins Blut ausschütten. Adrenalin bereitet den Körper schnell auf Gefahr vor, Noradrenalin hält den Körper wach, handlungsbereit und aufmerksam: Der Herzschlag beschleunigt sich, die Atemfrequenz wird erhöht und die Muskeln spannen sich an. So kann der Körper bei Aktivität und im Notfall sofort reagieren.

Die endokrine Stressachse (Hypothalamus-Hypophysen-Nebennierenrinden-Achse, kurz HHN-Achse oder HPA-Achse für *Hypothalamus-Pituitary-Adrenocortical-Axis*) moduliert dabei die Reaktionen im Hintergrund immer mit. Sie wird erst richtig aktiv, wenn der Hypothalamus zusätzlich den zweiten Reaktionsweg einschalten muss.

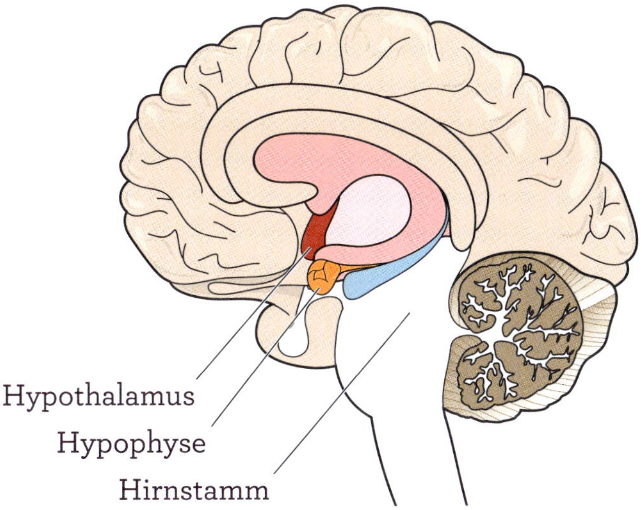

Hypothalamus und Hypophyse sind die zentrale Schaltstelle, über die das vegetative Nervensystem den gesamten Organismus reguliert.

Dies geschieht in der Regel im anhaltenden Alarm- oder Stressmodus. Das Signal wird dann zunächst an die Hypophyse (Hirnanhangsdrüse) weitergeleitet, die unter dem Hypothalamus tief im Gehirn liegt. Sie schüttet Hormone aus, die Zellen der Nebennierenrinde anregen, Cortisol zu produzieren. Cortisol ist ein Stresshormon, das dem Körper länger Energie bereitstellen kann, den Kreislauf stabilisiert und dem Körper ermöglicht, sich der Belastung anzupassen.

Wenn die Belastung endet und das Gehirn erkennt, dass die Aktivität vorbei ist, fahren beide Systeme (endokrin und autonom) über den Parasympathikus und über hormonelle Rückkopplungsschleifen wieder herunter. Die Adrenalin- und Cortisolproduktion wird eingestellt, der Körper kehrt zurück in den Ruhemodus.

Sympathikus und Parasympathikus: die Pole im Nervensystem

Lass uns noch einen genaueren Blick auf den Sympathikus und den Parasympathikus werfen, die beiden Pole im vegetativen Nervensystem. In einem ausbalancierten, symptomfreien Nervensystem stimmen sich Sympathikus und Parasympathikus situationsabhängig fein aufeinander ab. Dabei wirken sie beim Sport, beim Sprechen, bei sozialen Kontakten oder bei Stress mit unterschiedlicher Gewichtung immer zusammen. Der Sympathikus ist hauptsächlich in Phasen von Aktivität, akutem Stress, bei Bewegung oder bei Aufregung aktiv. Seine Impulse steigern die Herzfrequenz, den Blutdruck, den Muskeltonus und beschleunigen die Atmung. Man kann sagen, der Sympathikus wirkt bei Aktivität und im Alarmmodus wie das Gaspedal bei einem Auto. Das war für unsere Vorfahren lebenswichtig, denn nur so konnten sie kämpfen oder durch Flucht dem Säbelzahntiger entkommen. Sehr praktisch: Gleichzeitig dämpft der Sympathikus die Verdauungs- und Sexualfunktionen, denn diese sind im Alarmmodus eher hinderlich und kosten nur Energie.

Nach Kampf, Aktivierung, Flucht oder Alarm schaltet sich der Parasympathikus dann regulierend ein und führt den Körper zurück in den Erholungsmodus. Seine Impulse senken den Puls ab, fördern Verdauungs- und Sexualfunktion und lassen Herzschlag und Atmung sanfter werden – der Körper beginnt sich zu regenerieren. Er ist also wie das Bremspedal am Auto und besonders aktiv, wenn wir nachts schlafen. Das fein abgestimmte Wechselspiel zwischen Sympathikus und Parasympathikus erlaubt uns, flexibel auf alle möglichen Alltagssituationen zu reagieren und die innere Balance automatisch wiederherzustellen.

Vagusnerv: Ruhe- und Entspannungsimpulse

Eigentlich lässt sich das vegetative Nervensystem nicht bewusst steuern, denn alle lebenswichtigen Körperprozesse laufen autonom im Hintergrund ab. Doch im Parasympathikus findet sich eine erstaunliche Besonderheit. Man hat herausgefunden, dass der Nervenstrang zum großen Teil aus Fasern des Vagusnervs besteht – und diese Fasern lassen sich über bestimmte Methoden wie osteopathische Impulse, Atemtherapie oder Meditation bewusst modulieren. Außerdem fand man in Studien heraus, dass sich die Aktivität des Vagusnervs abschätzen lässt, etwa durch Messungen per Smartwatch oder mit Parametern wie der Herzratenvariabilität und dem Blutdruck.

Das sind bahnbrechende und erstaunliche Erkenntnisse der modernen Forschung, denn die neuen Einsichten zum Vagusnerv ermöglichen Menschen mit vegetativen Disbalancen und Stresserkrankungen bessere schulmedizinische Therapien und unterstützende Methoden zur Eigenbehandlung und Selbstwirksamkeit.

Für den praktischen Teil in diesem Buch ab Seite 51 ist es wichtig, den groben Verlauf des Vagusnervs zu kennen. Er entspringt am Hinterkopf und zieht von dort über den Hals zu Herz, Lunge und zu den Verdauungsorganen. Er zählt zu den Hirnnerven, ist aber gleichzeitig Teil des parasympathischen Systems. Er versorgt die meisten inneren Organe im Brust- und Bauchraum. Nur die Blase, das Rektum und die Geschlechtsorgane entziehen sich seiner Aktivität und werden über rein parasympathische Fasern aus sakralen Nerven im Kreuzbeinbereich beeinflusst. Im Praxisteil zeige ich dir Übungen, die den Vagusnerv über Atemimpulse direkt regulieren oder die den Vagusnerv über die angesteuerten Organe modulieren. So kannst du Symptome wie Reizdarm und Spannungskopfschmerzen lindern oder Hitzegefühl, Schlafprobleme, vegetativen Tinnitus und Bruxismus in den Griff bekommen.

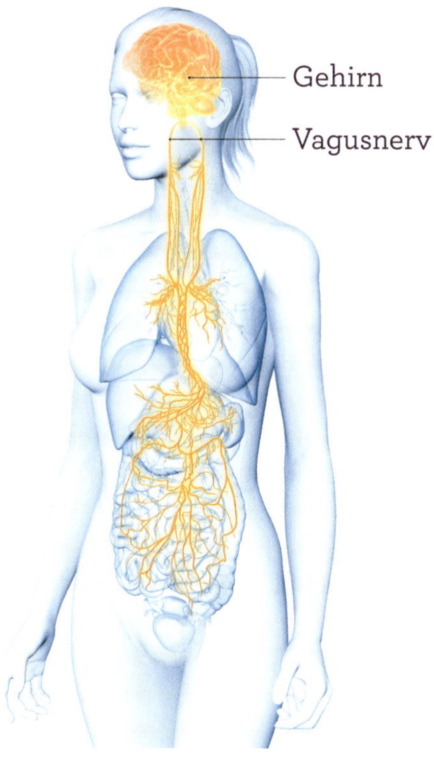

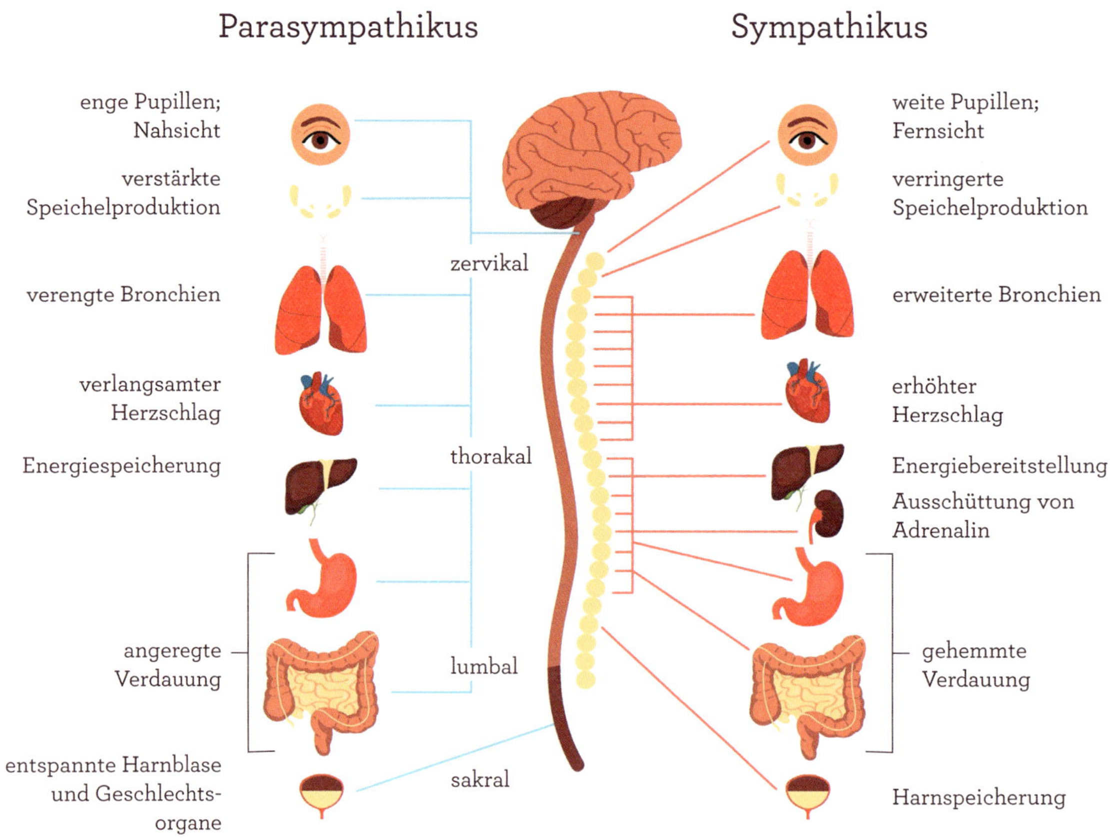

Sympathikus, Parasympathikus und Vagusnerv bilden gemeinsam das vegetative Regulationssystem und stimmen darüber Verdauung, Hormonlage und Immunfunktion ab.

Die Folgen von Dauerstress fürs Nervensystem

Unser vegetatives Nervensystem funktioniert also wie ein stiller Dirigent im Hintergrund und steuert unbewusst alle lebenswichtigen Körperfunktionen. Im Idealfall sorgt es für ein harmonisches Gleichgewicht zwischen Aktivität (Sympathikus) und Regeneration (Parasympathikus). Wenn diese Feinabstimmung jedoch aus der Balance gerät und gestört wird, entstehen vielfältige körperliche und seelische Beschwerden – oft ohne dass medizinische Befunde etwas erklären können.

Die Hauptursache vegetativer Störungen im Nervensystem (auch vegetative Dysfunktion genannt) ist anhaltender Stress mit fehlenden Regenerationsphasen. Ob beruflicher Druck, Konflikte, emotionale Belastungen, chronische Grunderkrankungen oder ständige Erreichbarkeit – der Körper bleibt bei anhaltendem Stress dauerhaft in Alarmbereitschaft. Dann ist der Sympathikus, unser Kampf- oder Fluchtnerv, immer aktiv, während der Parasympathikus sich kaum noch regulierend einschalten kann. Der Körper schüttet in diesem Zustand vermehrt Stresshormone wie Adrenalin und Cortisol aus. Dadurch laufen mehrere Prozesse in uns ab: Gefäße bleiben verengt, Blutdruck und Muskelspannung steigen, Verdauung, Heilung und Schlaf werden gedrosselt – der Körper muss Energie sparen, um dauerhaft in diesem Zustand verweilen zu können. Anders als bei unseren Vorfahren, bei denen Reaktionen im akuten Stress noch überlebenswichtig waren, läuft Stress heutzutage bei uns dauerhaft und subtil im Hintergrund ab, ausgelöst durch Arbeitsdruck, Nachrichtenflut, ständige Anspannung und über unsere Gedanken.

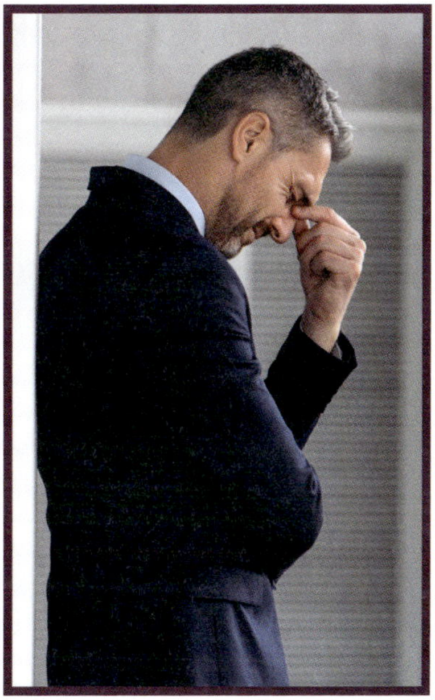

Die Hauptursache für vegetative Störungen ist andauernder Stress mit fehlenden Regenerationsphasen.

Körpersignale im Dauerstress

In unseren modernen Lebenskonzepten fehlt oft der Kontakt zu feinen Körperempfindungen, denn wir leben heutzutage mehr »im Kopf« – wir planen, denken, und funktionieren immerzu. Der Körper sendet zwar ständig warnende Signale an uns, doch sie werden im Alltag meist durch künstliches Licht, Lärm, digitale Reize und Zeitdruck übertönt. Erst wenn die Beschwerden zu stark werden, setzen wir uns mit ihnen auseinander. Der Körper versucht also schon lange bevor wir ernsthaft erkranken, zu bremsen und Warnsignale zu schicken, doch wir haben verlernt, seine Sprache zu verstehen und die Körperzeichen im Alltag und unter Druck wichtig zu nehmen. Damit du für dich überprüfen kannst, ob du erste Alarmzeichen bereits verpasst hast oder ob dein Körper noch dabei ist, dich auf ein drohendes Ungleichgewicht im Nervensystem aufmerksam zu machen, liste ich dir hier die häufigsten Frühwarnzeichen auf:

- Muskelverspannungen,
- Verdauungsprobleme wie Blähungen oder Verstopfung,
- unreine Haut und Haarausfall,
- Schwindel, Tinnitus und Kopfschmerzen,
- müde, gerötete Augen
- schnelle Atmung oder Herzklopfen,
- Hitzewallungen und Zyklusveränderungen,
- Reizbarkeit,
- Libidoverlust,
- Energiemangel,
- Schlafstörungen und
- Konzentrationsschwäche.

Ein typisches Beispiel für vegetative Symptome sind Muskelverspannungen. Sie entstehen, weil der Körper evolutionär verankerte Reaktionsmuster aktiviert: Der Schulter-Nacken-Bereich verhärtet sich, der gesamte Rücken spannt sich an und der Kiefer erstarrt. Dadurch empfinden wir oft noch Begleitsymptome wie Kopfschmerzen und Zähneknirschen. Doch anstatt diese Körperreaktionen sofort als Warnsignal zu verstehen, nehmen wir sie oft als »normal« hin. Wir haben uns so sehr an einen Zustand ständiger Anspannung gewöhnt, dass wir Entspannung kaum noch erkennen.

Doch das kann schnell gesundheitsschädlich werden! Denn wenn du die ersten Alarmzeichen weiter ignorierst, nehmen die Beschwerden langfristig zu: Dann können sich ernst zu nehmende Erkrankungen wie chronische Erschöpfungszustände, Entzündungen, Burn-out und belastende Herz-Kreislauf-Probleme entwickeln. Neueste Erkenntnisse aus Medizin und Forschung deuten sogar darauf hin, dass Dauerstress ein Faktor für die Entstehung von Krebserkrankungen, Herzinfarkt und Schlaganfall ist.

Damit du warnende Signale frühzeitig lesen kannst, gebe ich dir im zweiten Kapitel drei Übungen an die Hand, mit denen du dein Gespür für deinen Körper und für seine Empfindungen schärfst – selbst unter Druck oder in einem herausfordernden Alltag. Du findest sie ab Seite 56.

Wie sich der Körper mit etwas Unterstützung selbst reguliert

Der Körper besitzt eine enorme Fähigkeit zur Selbstheilung. Denn das vegetative Nervensystem ist lernfähig und plastisch. Es kann sich vollständig erholen, wenn Stressquellen erkannt und reduziert werden.

Diese Selbstregulation funktioniert aber nur, wenn wir ihr wieder mehr Raum geben, zum Beispiel indem wir auf ausreichend Schlaf achten und lernen, den Parasympathikus bewusst durch osteopathische Impulse, sanfte Atmung oder Entspannungstechniken zu aktivieren – dies alles sind Möglichkeiten, die dem Körper Regeneration und Ruhe zurückgeben.

Im zweiten Kapitel ab Seite 51 zeige ich dir genau, welche Übungen und Tipps bei vegetativen Disbalancen besonders gut helfen und wie du Schritt für Schritt zurück ins Gleichgewicht kommst. Du wirst spüren: Schon kleine, aber regelmäßige Übungspausen signalisieren dem Körper Sicherheit und lassen Anspannung in vielen Fällen dauerhaft weichen. Doch bevor wir in die Praxis einsteigen, beleuchten wir die häufigsten Dauerstress-Frühzeichen genauer und befassen uns damit, was genau im Körper abläuft und vom Dauerstress betroffen ist.

Die häufigsten Beschwerden bei Dauerstress und vegetativer Überlastung

Viele vegetative Symptome entstehen nicht durch organische Defekte, sondern durch ein Nervensystem, das zu lange aktiv war und kaum Gelegenheit zur Regeneration hatte. Vielleicht kennst du das: Eigentlich läuft alles »ganz normal«, und dennoch meldet sich der Körper zunehmend mit kleinen, aber hartnäckigen Störungen: ein flaues Gefühl im Bauch, Enge in der Brust, diffuses Pochen im Kopf oder das vertraute Ziehen im Nacken. Diese zunächst subtilen Signale sind oft erste Hinweise darauf, dass das vegetative Nervensystem im Dauerbetrieb läuft und Belastungen und Entspannung kaum noch unterscheiden kann. Wird dieser Funktionsmodus zum Alltag, nehmen die Beschwerden zu oder verstärken sich: Aus Ziehen im Nacken werden anhaltende Verspannungen, zum Druck auf der Brust kommt Herzklopfen und aus dem Pochen im Kopf entwickelt sich ein Tinnitus. Die Beschwerden sind dann keine vorübergehenden Begleiterscheinungen mehr, sondern Ausdruck eines Systems, das dauerhaft unter Spannung steht und klare Grenzen signalisiert.

Gerade weil diese Warnzeichen so vielfältig, diffus und individuell sind und sich häufig keine organische Ursache feststellen lässt, lohnt es sich, ihnen Aufmerksamkeit zu schenken. Wer versteht, wie der Körper auf Dauerstress reagiert, kann frühzeitig gegensteuern und verhindern, dass akute Beschwerden chronisch werden. Dazu erläutere ich dir jetzt die häufigsten Beschwerden genauer, ordne sie ein und mache ihre Zusammenhänge verständlich. Die Abbildungen helfen dir dabei, deine Symptome besser zu klassifizieren und zu lokalisieren. Dadurch fällt es dir später leichter, die passenden Übungen für dich im Praxisteil auszuwählen.

Muskelverspannungen

Wenn sich Muskeln über eine längere Zeit zusammenziehen und nicht mehr richtig entspannen können, entstehen Verspannungen. Die Muskulatur fühlt sich dann hart, verkürzt oder schmerzhaft an. Die Hauptauslöser sind Dauerstress, Fehlhaltungen und Bewegungsmangel.

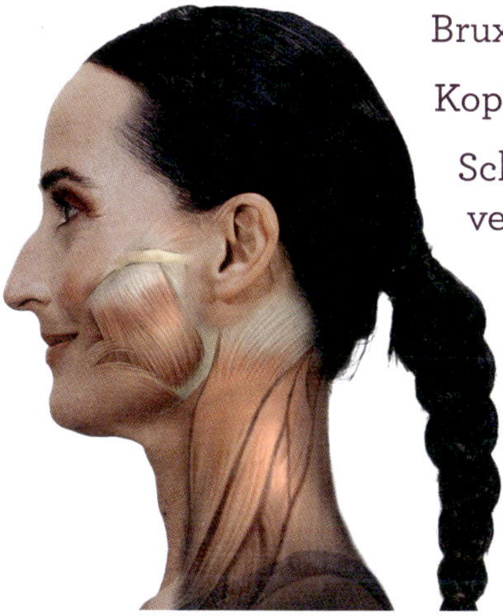

Bruxismus

Kopfschmerzen

Schulter- und Nackenverspannungen

Tinnitus

verringerte Mundöffnung

Brain Fog

Schmerzen in der Lendenwirbelsäule, im Beckenbereich, in Leisten und Hüften

Hohlkreuz

verringerte Atemtiefe

Anlaufschmerzen beim Aufstehen

Spannung im Bauchraum

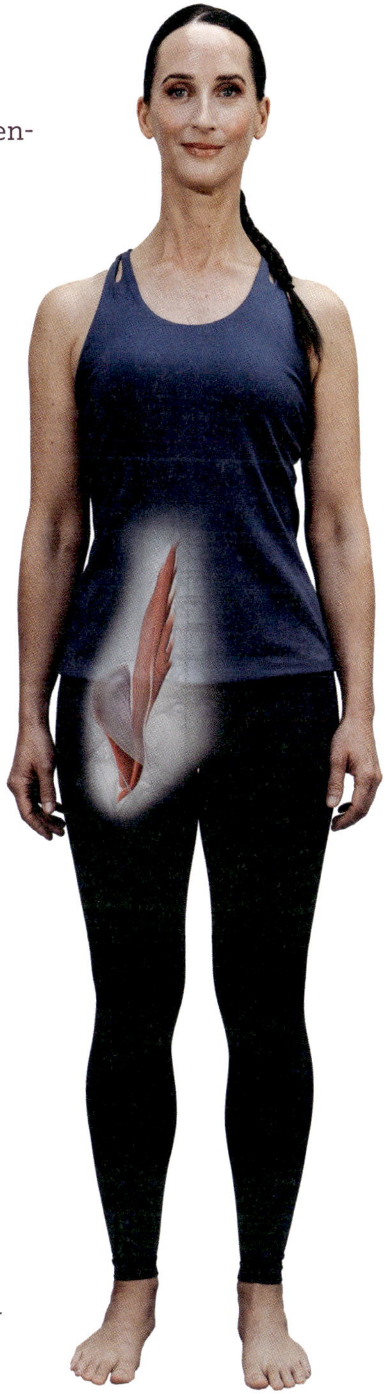

Die Kaumuskeln am Kiefer, die Schulter-Nacken-Muskulatur und der Hüftbeuger sowie die Muskeln im unteren Rücken- und Beckenbereich reagieren bei Dauerstress sensibel.

Verspannungen schleichen sich meist ein und werden erst dann wahrgenommen, wenn sie Schmerzen oder Bewegungseinschränkungen verursachen. Dadurch nimmt auch die Nährstoff- und Blutversorgung im Muskelgewebe immer mehr ab. Neben Bewegungseinschränkungen und Schmerzen äußern sich muskuläre Verspannungen zusätzlich mit Steifheit in den Gelenken und druckdolenten Triggerpunkten – das sind Stellen von Muskelverhärtungen, die mit Schmerz auf Druck reagieren. Je nachdem, welcher Muskelbereich betroffen ist, sind die Verspannungen häufig von lokalen Problemen wie Kopfschmerzen, Schwindel oder Kieferfunktionsstörungen begleitet.

Es gibt bestimmte Muskelgruppen, die besonders sensibel auf akuten und chronischen Stress reagieren und die im Übungsteil deshalb in unseren Fokus rücken. Dazu zählen die Kaumuskeln im Gesicht, die großen unteren Rückenmuskeln und der Hüftbeuger (Psoas-Muskel) sowie die gesamte Schulter-Nacken-Partie.

Rückenblockaden im Bereich von sympathischen Ganglien

Eine knöcherne Blockade der Wirbelsäule bezeichnet reversible Bewegungseinschränkungen eines Wirbelsegments. Reversibel heißt, sie können rückgängig gemacht werden. Dabei liegt keine strukturelle Schädigung vor. Es handelt sich vielmehr um ein funktionelles Problem: Die beteiligten Gelenke, Muskeln, Faszien und nervale Strukturen arbeiten nicht mehr frei zusammen. Solche Blockaden entstehen besonders häufig in den Bereichen der Wirbelsäule, die sich stärker bewegen, dauerhafter Belastung ausgesetzt sind und die eng mit dem vegetativen Nervensystem verschaltet sind.

Im Übungsteil konzentrieren wir uns auf die Rückenabschnitte, in denen wir sympathische Nervenknoten (Ganglien) indirekt über bestimmte osteopathische Impulse erreichen können. Sie liegen rechts und links neben der Wirbelsäule und sind in Muskulatur-, Bindegewebe- und Gefäßstrukturen eingebettet.

Bei Dauerstress werden diese sympathischen Nervenknoten vor allem im Bereich der Brust- und Halswirbelsäule über erhöhte Muskelspannung und knöcherne Blockaden aktiviert. In diesem Bereich sind Impulsgeber der Atmung, Herz-Kreislauf-Regulation und zahlreiche Verbindungen zur nervalen Stressverarbeitung lokalisiert. Wirbelsäulenblockaden schädigen den Sympathikus also nicht strukturell, aber sie bringen das vegetative Nervensystem durch wiederholte Schmerzreize, Atemeinschränkungen und Schutzhaltungen durcheinander. Dadurch bleibt der Sympathikus aktiviert und schickt spürbare Alarmzeichen. Neben Schmerzen und Bewegungseinschränkungen spüren wir dann noch vegetative Symptome wie Herzrasen, Druck auf der Brust, Blässe, Hitzewallungen, Kreislaufstörungen oder, etwas subtiler, Schlafstörungen, innere Unruhe und Angst.

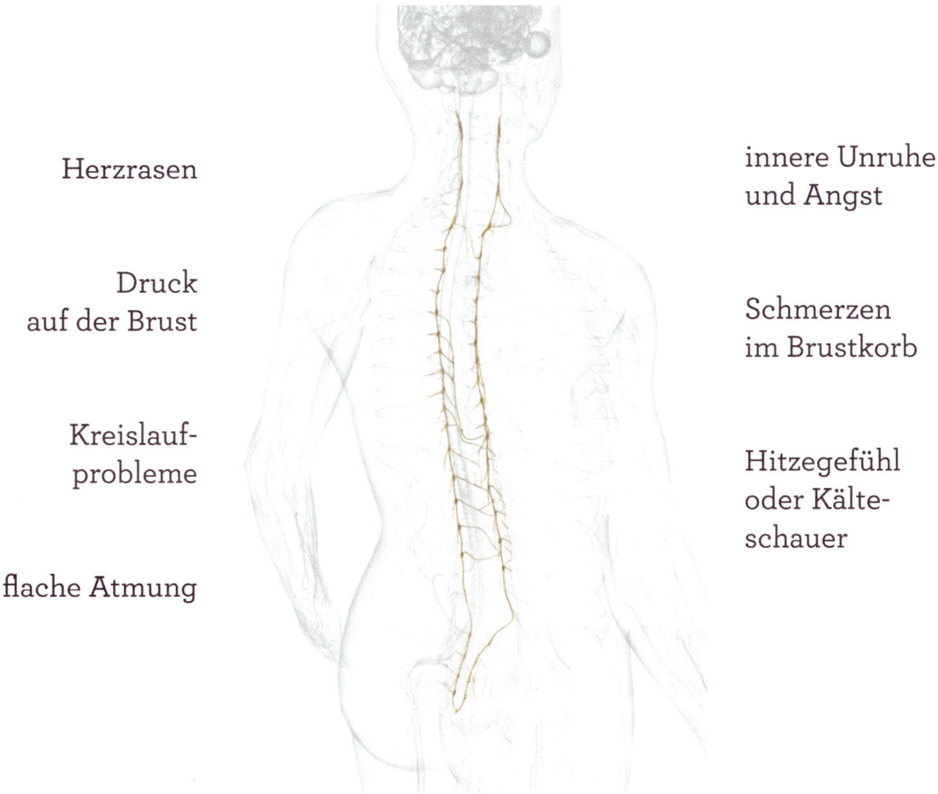

Blockaden an der Brust- und Halswirbelsäule werden häufig von vegetativen Symptomen wie kurzfristigen Kreislaufreaktionen begleitet.

Bruxismus: nächtliches Zähneknirschen

Das unbewusste Pressen oder Knirschen mit den Zähnen wird Bruxismus genannt. Es wird durch eine stressbedingte Überaktivierung der Kiefermuskulatur ausgelöst und tritt besonders nachts auf, wenn bewusste Kontrolle fehlt, kann aber, bei besonders hoher Stressbelastung, auch tagsüber in Erscheinung treten. Bruxismus kann also als eine unbewusste Form der Stressentladung eingestuft werden: Der Körper sucht ein Ventil, um innere Anspannung abzubauen. Dabei entstehen sehr hohe Kräfte, deutlich höher als beim normalen Kauen, die das Kiefergelenk und die Zähne stark beanspruchen. Oftmals wird Bruxismus deshalb beim Zahnarztbesuch aufgedeckt. Der Zahnarzt findet bei der Untersuchung auffällig starken Zahnabrieb und Gebissfehlstellungen oder Zahnabdrücke an den Zungenrändern. Häufige Erstsymptome sind zusätzliche Kieferschmerzen und Kopfschmerzen, besonders morgens beim Aufstehen, oder es fällt den Betroffenen beim Zähneputzen schwer, den Mund weit genug zu öffnen.

Angrenzende Bereiche reagieren oft mit: Betroffene berichten neben Kieferschmerzen noch von Verspannungen im Schulter-Nacken-Bereich, Geräuschempfindlichkeit, Müdigkeit, Schwindel oder Tinnitus.

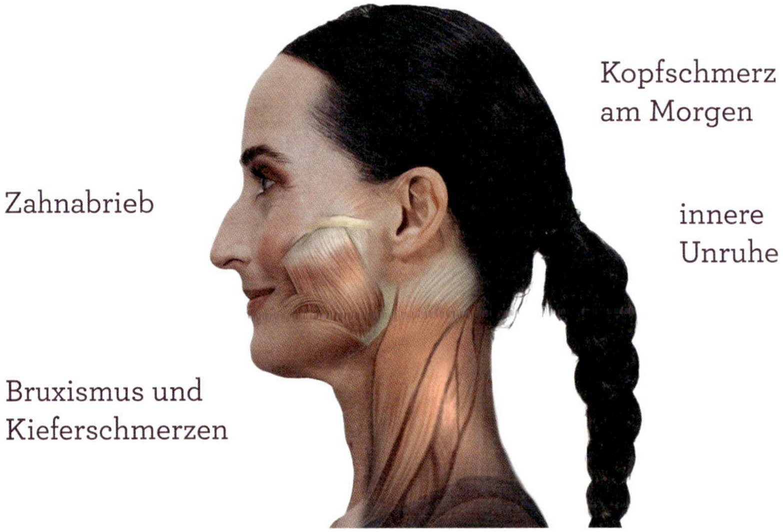

(Nächtliches) Zähneknirschen ist ein Versuch des Körpers, Stress während der Nacht abzubauen.

Stress- und Spannungskopfschmerzen

Es gibt unzählige Arten von Kopfschmerzen mit den verschiedensten Ursachen. Stress- oder Spannungskopfschmerzen kann man relativ leicht erkennen: Die Überaktivität des Sympathikus manifestiert sich in den Schulter-Nacken-Muskeln. Diese spannen sich dauerhaft an und verursachen dumpf-drückende, ziehende Schmerzen. Die Schmerzen treten meist beidseits am Kopf auf, fühlen sich an wie ein fester Ring oder Helm und sind von starken myofaszialen Verspannungen begleitet. Typischerweise nehmen die Kopfschmerzen während des Tages zu, verstärken sich in herausfordernden Situationen und lassen bei Ruhe, Entspannung und Bewegung nach. Betroffene berichten oft von Begleiterscheinungen wie Ohrgeräuschen, Sehstörungen und Schmerzen im Kieferbereich. Gestresste Personen mit sitzender Tätigkeit und Bewegungsmangel sind besonders häufig von Stress- und Spannungskopfschmerzen betroffen.

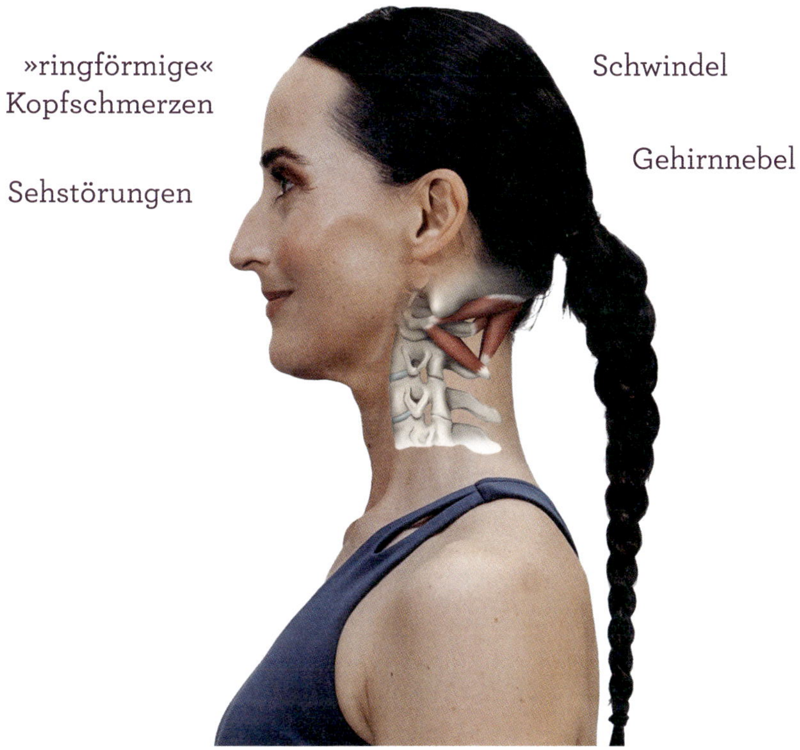

Stresskopfschmerz tritt meist beidseitig auf und verursacht ein Druck- und Spannungsgefühl.

Vegetativer Tinnitus

Eine typische stressinduzierte Form von Ohrgeräuschen, die primär durch anhaltende, innere Anspannung und Überaktivität des vegetativen Nervensystems entsteht, ist der vegetative Tinnitus. Das Nervensystem bleibt in einer erhöhten Alarmbereitschaft, die zu einer sensibleren Reizverarbeitung im Gehirn führt- normale Hintergrundreize werden verstärkt wahrgenommen. Dadurch erhöht sich als Schutzreaktion der Tonus von Gesichts-, Schulter- und Nackenmuskulatur, was häufig die Reizverarbeitung von Geräuschen zusätzlich stört.

Typisch ist dauerhaftes oder wiederkehrendes Pfeifen, Rauschen, Brummen oder Summen – das Ergebnis einer überempfindlichen Hörverarbeitung. Die Ohrstrukturen selbst sind dabei völlig gesund und funktionstüchtig. Betroffene berichten, dass sie den Tinnitus besonders in ruhigen Momenten oder in Phasen hoher Belastungen wahrnehmen und Lärm oder Nebengeräusche eher für Ablenkung sorgen.

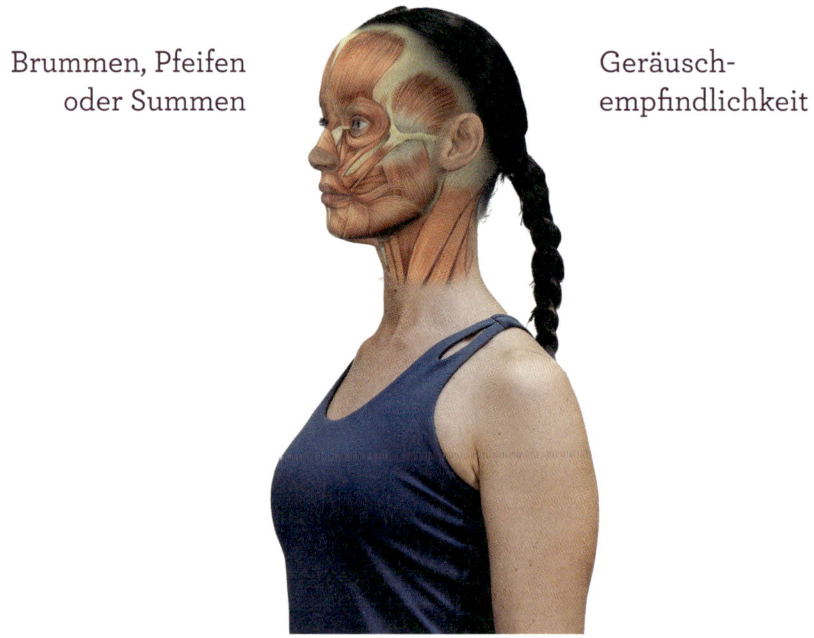

Vegetativer Tinnitus wird oft von weiteren Stresssymptomen wie Schwindel, Kopfschmerz, Schlafproblemen oder Bruxismus begleitet.

Reizdarm und Reizmagen

Bei Reizdarm und Reizmagen (funktionelle Dyspepsie) spielt das sogenannte enterische Nervensystem (Bauchhirn) eine zentrale Rolle. Es steuert die Darmbewegung, die Verdauungssekretion und die Weiterleitung von Empfindungen zum Gehirn. Unter Dauerstress gerät diese Darm-Hirn-Achse aus dem Gleichgewicht: Reize werden stärker wahrgenommen, die Darmbewegung verändert sich und die natürliche Reizfilterung funktioniert weniger zuverlässig. Dadurch können selbst harmlose Vorgänge wie Gasbildung oder Dehnung des Darms als unangenehm oder schmerzhaft empfunden werden.

Typischerweise bestehen die Symptome, ohne dass organische Schäden oder Entzündungen im Verdauungstrakt nachweisbar sind. Stattdessen findet sich die Ursache in einer gestörten nervalen Regulation von Verdauung und Wahrnehmung. Die Symptome bei Reizdarm sind mehr im Unterbauch lokalisiert. Sie nehmen nach dem Toilettengang und in der Nacht ab. Beschwerden bei Reizmagen sind mehr im Oberbauch spürbar und sind von Aufstoßen und einem schnellen Sättigungsgefühl begleitet.

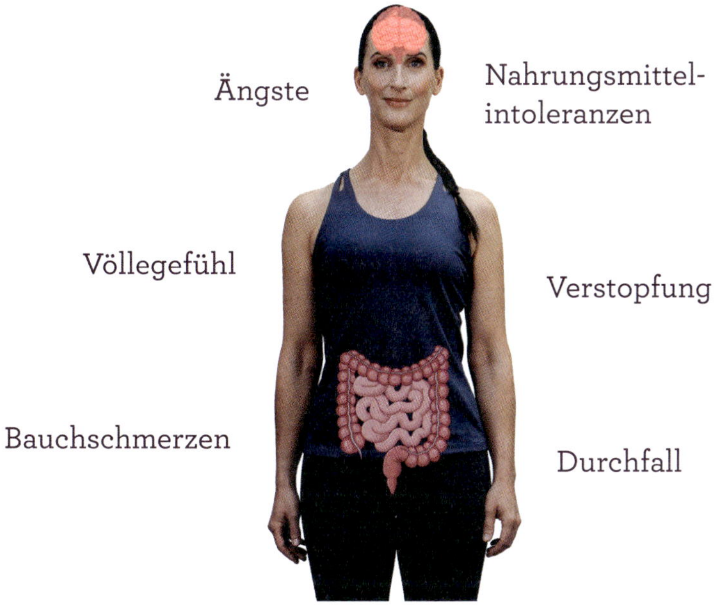

Unter Dauerstress gerät die Darm-Hirn-Achse aus dem Gleichgewicht, was mit einer ganzen Bandbreite an Folgen einhergeht.

Betroffene berichten meist von unzähligen Arztbesuchen und Medikamenten, doch nichts scheint richtig zu helfen – die Symptome nehmen weiter zu. Typische Beschwerden, die Reizdarm und Reizmagen gemeinsam haben, sind Bauchschmerzen, Übelkeit, Völlegefühl, Blähgefühl sowie wechselnde Stuhlgewohnheiten mit Durchfall und Verstopfung. Manchmal entwickeln sich dazu Ängste und Betroffene ziehen sich aus öffentlichen Veranstaltungen und aus dem sozialen Leben immer mehr zurück.

Subtile vegetative Symptome: innere Unruhe, Herzklopfen und Labilität

Chronischer Stress, ständige Erreichbarkeit und anhaltende Belastung verursachen nicht immer klare Symptome. Manche davon sind diffuser und schwer zu benennen oder machen Betroffenen sogar Angst, weil sie mitunter als sehr intensiv erlebt werden. Die Symptome beunruhigen auch deshalb, weil sie plötzlich, in Ruhephasen oder ohne klaren Auslöser auftreten und sich körperlich sehr real anfühlen. Je stärker die Aufmerksamkeit auf diese Signale gerichtet ist, desto intensiver werden sie wahrgenommen – ein sich selbst verstärkender Kreislauf.

Subtile vegetative Symptome wie Herzklopfen, innere Unruhe oder emotionale Labilität stellen sich meist schleichend ein und sind Ausdruck schon lange bestehender Belastung. Die Stressregulation ist dabei schon wochen- oder monatelang aus dem Gleichgewicht, auch wenn der oder die Betroffene zunächst gar nichts davon merkt. Der gesamte Körper ist in einem erhöhten Spannungszustand gefangen. Betroffene erleben ein Gefühl des Getriebenseins, schnelle Erschöpfbarkeit, wechselnde Stimmungen und nehmen den Herzschlag wahr.

In der Regel handelt es sich bei den Beschwerden um funktionelle Reaktionen eines überlasteten Nervensystems, das sich mit Ruhe und Entlastung mit der Zeit wieder regulieren kann. Sollten die Symptome durch die Übungen in diesem Buch eher zunehmen, anhalten oder Angst machen, muss ein Arzt oder eine Ärztin für weitere Untersuchungen konsultiert werden.

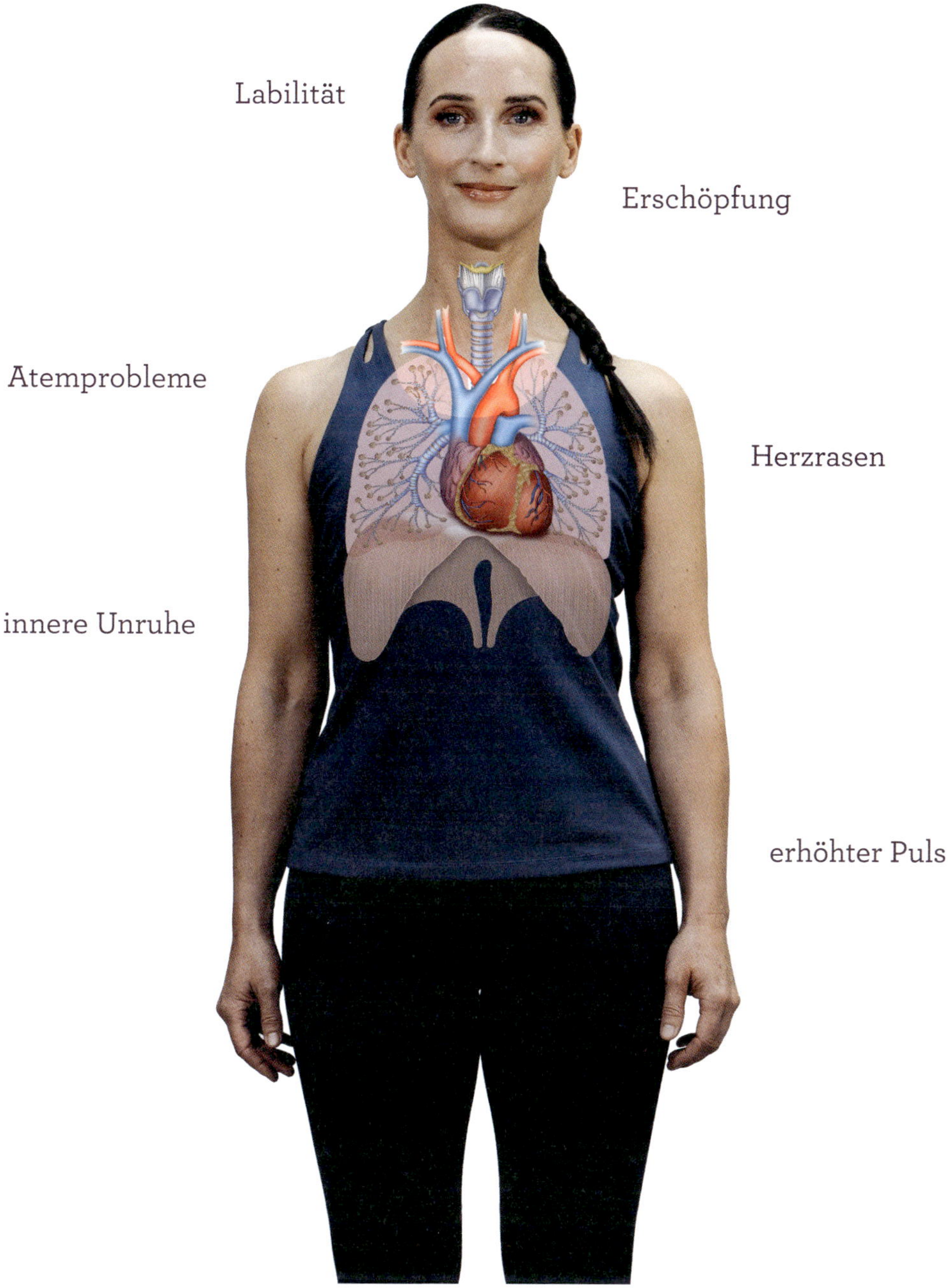

Vegetative Symptome wie Herzrasen und Atemprobleme können sich mit heftigen Reaktionen zeigen und sind daher für Betroffene häufig beängstigend.

Schlafstörungen

Schlafprobleme entstehen dann, wenn das vegetative Nervensystem aus dem Gleichgewicht gerät und der Körper nicht mehr zuverlässig vom Aktivitäts- in den Ruhemodus wechseln kann. Besonders bei anhaltendem Stress bleibt der Sympathikus selbst nachts aktiv, während der Parasympathikus seine regulierende, beruhigende Funktion nicht ausreichend entfalten kann. In diesem Zustand verkürzen sich die wichtigen Regenerationsphasen des Schlafs, und Nervensystem, Stoffwechsel und Immunsystem erholen sich nur unvollständig.

Betroffene fühlen sich morgens trotz Schlaf müde, energielos oder erschöpft. Tagsüber können Reizbarkeit, Konzentrationsschwierigkeiten und eine sinkende Stresstoleranz hinzukommen. Besteht Schlafmangel über längere Zeit, erhöht sich das Risiko für körperliche und seelische Erkrankungen deutlich, darunter Herz-Kreislauf-Probleme, depressive Verstimmungen, Immunschwäche und Stoffwechselstörungen.

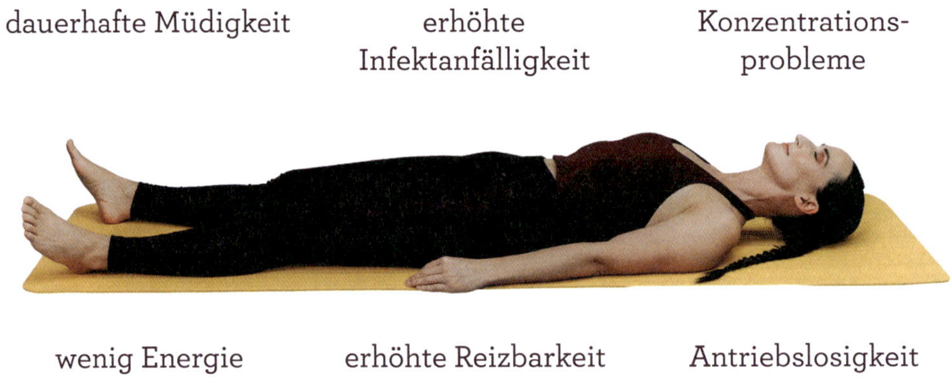
dauerhafte Müdigkeit
erhöhte Infektanfälligkeit
Konzentrationsprobleme
wenig Energie
erhöhte Reizbarkeit
Antriebslosigkeit

Ausreichend guter Schlaf ist die wichtigste Komponente, wenn es um die Regulation des vegetativen Nervensystems und um die Selbstheilung des Körpers geht.

Anfälliges Immunsystem und häufige Infekte

Dauerstress wirkt im Körper entlang einer eng gekoppelten Achse aus Nervensystem, Hormonsystem, Darm und Immunsystem. Bei anhaltendem Stress und einem dysregulierten Nervensystem bleibt der Cortisolspiegel dauerhaft erhöht. Dadurch verändert sich die Immunantwort grundlegend: Das Immunsystem wird ineffizient und reguliert sich schlechter. Die Schleimhautaktivität und die mukösen Schutzschichten nehmen ab. Damit verliert der Körper seine erste immunologische Barriere.

Besonders relevant ist die Wirkung von Stress auf den Darm. Denn über neuroendokrine Signale verändert Cortisol die Darmpermeabilität, die Durchblutung der Schleimhaut und die Zusammensetzung des Mikrobioms. Da ein Großteil der Immunzellen im darmassoziierten lymphatischen Gewebe sitzt, wirken sich diese Veränderungen direkt auf die systemische Immunantwort aus. Gleichzeitig entstehen durch diese Abläufe niedriggradige Entzündungen, die zusätzlich Energie binden, ohne effektiv zu schützen.

Aus osteopathischer Perspektive zeigt sich deutlich: Chronischer Stress schwächt das Immunsystem durch dauerhafte Fehlregulation eines hochvernetzten Systems. Wenn neuronale Daueraktivierung, hormonelle Anpassung, gestörte Darmfunktion und immunologische Disbalancen zusammenkommen, verliert der Organismus

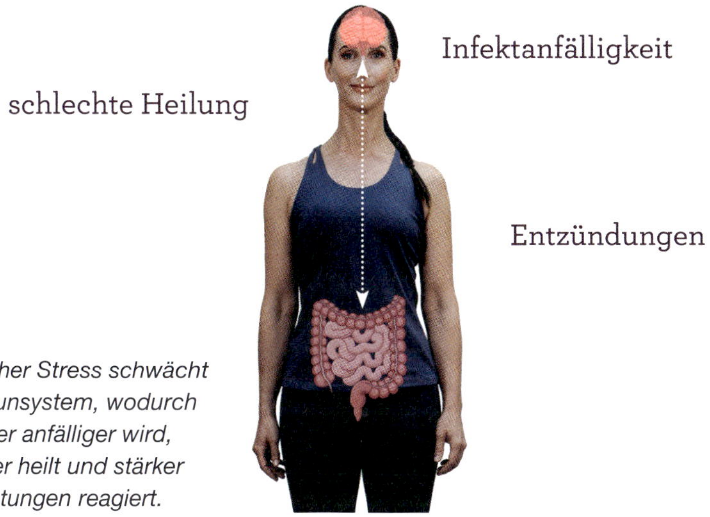

Chronischer Stress schwächt das Immunsystem, wodurch der Körper anfälliger wird, langsamer heilt und stärker auf Belastungen reagiert.

seine Fähigkeit zur adäquaten Anpassung und wird anfälliger, Heilungsprozesse verlangsamen sich und er reagiert stärker auf Belastungen. Das spüren Betroffene nicht immer sofort: Meist fällt auf, wie Wunden und Verletzungen schlechter heilen, banale Infekte langsamer abklingen oder wiederholt auftreten und man sich müde und erschöpft durch den Tag schleppt.

ANDERE STRESSAUSLÖSENDE URSACHEN ÄRZTLICH ABKLÄREN!

Neben Alltagsbelastungen und stressreichen Lebensumständen können auch körperliche Faktoren das vegetative Nervensystem belasten. Dazu zählen beispielweise:

- hormonelle Veränderungen (etwa durch die Wechseljahre oder Schwangerschaft, Schilddrüsenstörungen oder Nebennierenreizung),
- psychosomatische und posttraumatische Belastungen,
- organische Grunderkrankungen wie Diabetes und Schilddrüsenprobleme oder andere Stoffwechselerkrankungen,
- Infektionen (beispielsweise nach einem Virusinfekt),
- entzündliche oder neurodegenerative Veränderungen (beispielsweise Multiple Sklerose oder Parkinson),
- Schlafapnoe (nächtliche Atemaussetzer),
- Medikamente und Suchtmittel (Blutdruckmedikamente, die Antibabypille, Antidepressiva, Alkohol und Rauchen).

Bitte habe Verständnis dafür, dass wir die aufgelisteten Ursachen im Rahmen des Buches nicht in den Fokus rücken können. Sie bedürfen einer individuellen Abklärung bei medizinischen Fachkräften und eine ärztliche Behandlung. Als Tipp für meine weiblichen Leser: In meinem Buch *Die Kraft des weiblichen Körpers*, das ebenfalls im riva Verlag erschienen ist, findest du geeignete Tipps und Methoden, wie du dir bei Zyklusschwankungen, Erschöpfung, Mehrfachbelastung und stressbedingten Fertilitätsstörungen selbst helfen kannst.

Osteopathische Behandlungsstrategien: Wege in die Selbstregulation

Bevor wir mit dem Gedanken spielen, osteopathische Impulse an uns selbst anzuwenden, um Disbalancen im vegetativen Nervensystem auszugleichen und damit verbundene Beschwerden zu lindern, tauchen wir etwas tiefer in die Philosophie der Osteopathie ein. Osteopathie basiert auf einer ganzheitlichen Betrachtungsweise, die davon ausgeht, dass der menschliche Körper eine Einheit ist, die sich bei Störungen selbst wieder regulieren kann. Das bedeutet: Alle Körpersysteme und Strukturen wie Muskeln, Gelenke und Knochen sind untrennbar miteinander verbunden, und Probleme in einem Bereich können sich auf andere Körperabschnitte auswirken.

Darum beachten Osteopathen nicht nur einzelne Symptome, sondern haben den ganzen Organismus – und darüber hinaus sogar das Umfeld des Betroffenen – im Blick. Findet sich der Auslöser der Beschwerden, beheben Osteopathen die vorhandene Disbalance mit manuellen Griffen und stellen das Gleichgewicht wieder her. Das vegetative Nervensystem reguliert sich und bringt die Körperflüssigkeiten wieder in Fluss. Damit ist der Körper in der Lage, sich in vielen Fällen selbst zu heilen und Beschwerden nachhaltig zu beseitigen.

In Bezug auf das vegetative Nervensystem betrachtet die Osteopathie nicht nur die sichtbaren oder klar lokalisierbaren Symptome wie Blässe, Herzklopfen oder innere Unruhe. Osteopathen suchen nach der Ursache im autonomen Nervensystem und nach Faktoren, die dessen Regulation beeinflussen. Neben akuten Beschwerden können dabei auch länger bestehende Stressmuster, Fehlanpassungen oder anhaltende Reizzustände eine Rolle spielen.

Demnach wirst du in einer osteopathischen Behandlung feststellen, wie dein Behandler ganzheitliche Lösungswege zur Linderung deiner vegetativen Symptome anwendet. Möglicherweise mobilisiert er zunächst deinen Vagusnerv direkt an seinen Austrittsstellen am Hinterkopf oder im vorderen Halsbereich und lindert dadurch akute Symptome wie Spannungskopfschmerz und Engegefühl am Kehlkopf. In einem zweiten Schritt geht er dann noch auf weitere Körperstrukturen ein, die sich in einem Ungleichgewicht befinden, beispielsweise verspannte Muskeln oder Darmklappen, die durch Überreizung einen zu hohen Tonus haben. Abschließend kann es sinnvoll sein, dem vegetativen Nervensystem Entspannungsreize zu senden. Hier helfen Massage- und Fasziengriffe oder sanfte Impulse an den Schädelknochen. Dank des holistischen Behandlungsansatzes ist es in vielen Fällen möglich, die Ursache der Beschwerden aufzulösen und für nachhaltiges Wohlbefinden zu sorgen.

Manuelle Techniken: Mobilisation, Dehnung und Massage

Osteopathen und Osteopathinnen nutzen ihre geschulten Hände als präzises diagnostisches und therapeutisches Instrument. Durch feinste palpatorische Wahrnehmung (also durch Tasten mit den Händen) können sie subtile Gewebeveränderungen, funktionelle Blockierungen der Wirbelsäule, muskuläre Spannungsmuster sowie Funktionsstörungen innerer Organe erkennen und gezielt behandeln.

EINE BEHANDLUNG IN DER OSTEOPATHISCHEN PRAXIS

Osteopathie ist eine Behandlungsmethode, die sowohl bei akuten als auch chronischen Symptomen des vegetativen Nervensystems eingesetzt werden kann. Eine Behandlung beim Osteopathen dauert in der Regel zwischen 30 und 60 Minuten und wird von den meisten privaten und gesetzlichen Krankenkassen bezuschusst. Die Befundung und das Anamnesegespräch sind feste Bestandteile des Termins und bestimmen die nächsten Behandlungsschritte.

Nach der Behandlung sollte man sich ausruhen, um dem Körper Zeit zu geben, seine Selbstheilungskräfte zu aktivieren und wirken zu lassen. Manchmal kommt es nach einer Behandlung zu Erstreaktionen, die mitunter heftig ausfallen, aber meist harmlos sind. Das können etwa Kopfschmerzen sein, Muskelkater, Erschöpfung oder häufige Toilettengänge. Die Behandlungsanzahl und der Abstand zwischen den Behandlungen richtet sich nach dem Patienten und seinem Beschwerdebild.

Unbewegliche Gelenke werden mobilisiert, verkürzte Muskeln behutsam gedehnt, fasziale Spannungen gelöst und, wenn erforderlich, blockierte Wirbel und Gelenke mit präzisen, kontrollierten Impulsen behandelt. Ziel ist es, die physiologische Beweglichkeit und das harmonische Zusammenspiel aller körperlichen Systeme wiederherzustellen. Auf diese Weise wird der Organismus in seiner Fähigkeit zur Selbstregulation und Regeneration unterstützt.

Die Fähigkeit, die Hände als sensibles Wahrnehmungsinstrument einzusetzen, liegt grundsätzlich in jedem Menschen – auch in deinen Händen. Entscheidend ist jedoch nicht die Kraft, sondern die Qualität der Berührung. Osteopathische Techniken arbeiten häufig mit minimalem, exakt dosiertem Druck. Selbst sehr sanfte, gezielte Impulse können Spannungen lösen, die Gewebedurchblutung verbessern und regulierend auf das Nervensystem wirken.

Gerade bei der Behandlung des vegetativen Nervensystems sind ein besonders feiner Spürsinn, Achtsamkeit und Sanftheit von zentraler Bedeutung. Denn dieses System reagiert äußerst sensibel auf Berührung und auf osteopathische Impulse. Zu starke oder unaufmerksame Reize können eher irritieren als beruhigen.

Sanfte, respektvolle manuelle Techniken hingegen können beruhigend wirken, Stressreaktionen dämpfen und das Gleichgewicht zwischen Sympathikus und Parasympathikus fördern – oft mit überraschend nachhaltiger Wirkung bei stressbedingten oder chronischen Beschwerden.

Sich selbst mit osteopathischen Griffen behandeln

In diesem Buch möchte ich dir einige einfache osteopathische Griffe zeigen, die du risikofrei an dir selbst anwenden kannst. Deine Basiswerkzeuge dafür sind Techniken zur körperlichen und geistigen Entspannung, mit denen dein Körper ein Gefühl von Ruhe bekommt. Denn in einem entspannten Zustand gelingt der Dialog mit deinem Körper besser: Meist fallen dir erst dann störende Körperzeichen deutlicher auf und du spürst sie viel bewusster. Zu diesem Zweck zeige ich dir ab Seite 56 Übungen, die dir helfen, ein besseres Gefühl für deinen Körper und für dein vegetatives Nervensystem zu bekommen. Mit ein bisschen Übungsroutine entwickelst du mit der Zeit einen feinen Spürsinn für Störsignale und kannst sie mit den Übungen im zweiten Kapitel (ab Seite 51) ausgleichen, bevor sie zu gesundheitlichen Problemen werden. Die manuellen Techniken und Körperhaltungen sprechen den Vagusnerv entweder direkt an oder setzen an Körperstrukturen an, die aktuell unter Spannung stehen. Alle Grifftechniken haben eins gemeinsam: Sie sind sanft und signalisieren Sicherheit, damit der Körper in die Regulation kommt und seine Selbstheilungskräfte aktivieren kann.

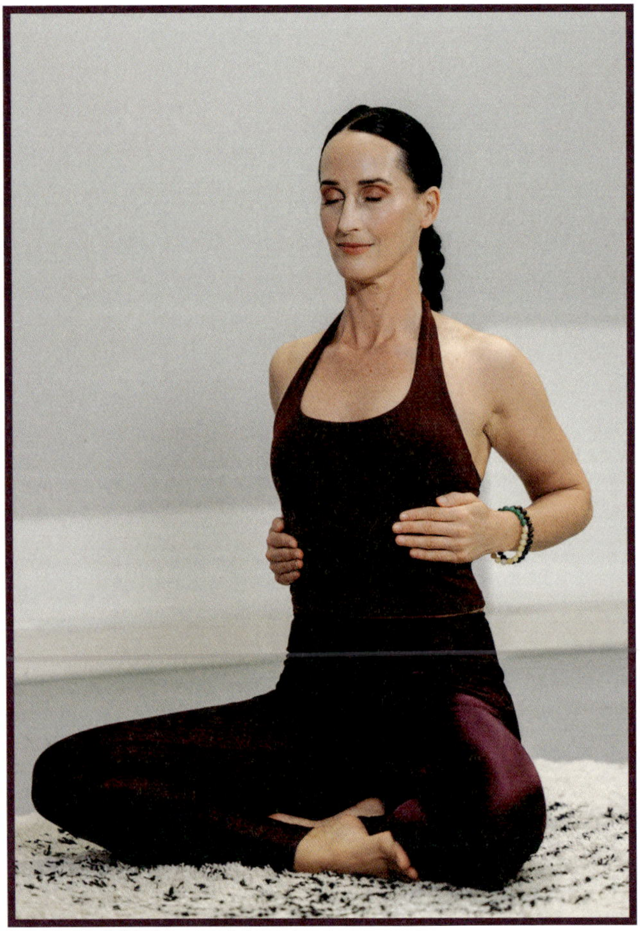

Osteopathische Selbstbehandlungsgriffe sind Techniken zur körperlichen und geistigen Entspannung, mit denen das vegetative Nervensystem risikofrei reguliert werden kann.

Bequem und stressfrei von zu Hause aus üben

Wenn du dich aus dem Alltag ausklinken und zur Ruhe kommen möchtest, hilft dir eine angenehme Atmosphäre zu Hause. Ein aufgeräumter, gut durchlüfteter Raum bietet die Grundlage dafür, dass dein Körper Stress abbauen kann und wieder mit frischem Sauerstoff versorgt wird.

Stressabbau gehört zu den Basics der Heilung – und genau hier setzt das Üben zu Hause an. Du kannst in deiner vertrauten Umgebung sein und musst dich nicht erst auf den Weg zu einem Entspannungs- oder Stressmanagement-Kurs machen. Du hast also keinen zusätzlichen festen Termin in einem ohnehin vollen Terminplan, sondern kannst dir deine Zeit flexibel einteilen und dann üben, wenn sich ein Zeitslot auftut. Das nimmt unheimlich viel Druck und du leitest damit schon deinen ersten Entspannungsimpuls ein.

Doch wenn du zu Hause übst und dein vegetatives Nervensystem trainieren möchtest, solltest du ein paar Dinge beachten. Zu grelles Licht beispielsweise fährt die Aktivität im Körper eher hoch, deshalb ist gedämpftes, gemütliches Licht besser geeignet und bringt den Körper umgehend in den Entspannungsmodus.

Außerdem solltest du in einem Raum praktizieren, in dem du die Möglichkeit hast, elektrische Geräte auszuschalten. Hier kommt es besonders auf das WLAN an, auf das Handy und auf den Fernseher und PC. Erstens wirst du dann nicht von Nachrichten und Geräuschen gestört, und zweitens verhinderst du elektromagnetische Felder, von denen möglicherweise gesundheitsschädliche Auswirkungen ausgehen können. Das Ausschalten der elektronischen Geräte ist für dein Nervensystem wie ein Signal: Jetzt ist Zeit für mich!

Zunächst kümmern wir uns jedoch noch um einen Umstand, von dem viele berichten, die zu Hause üben und trainieren wollen: Die liebenswertesten Störfaktoren sind Kinder und Familie. Wie gelingt es, einen Raum zu schaffen, in dem niemand stört und in dem du deine Übungen ganz in Ruhe durchführen kannst?

Das Zeitfenster für mich

Wenn kleine Kinder im Haushalt wohnen, ist es besonders herausfordernd, einen Zeitslot für sich selbst einzurichten. Mein bester Tipp ist dann, mit dem Partner oder der Partnerin einen festen Termin auszuhandeln, an dem der jeweils andere auf die Kinder aufpasst. Dieser Termin ist immer am selben Tag zur selben Uhrzeit. Er ist damit für die ganze Familie planbar und nicht verhandelbar. Das schränkt zwar deine zeitliche Flexibilität wieder ein, aber du signalisierst deinem Nervensystem: Diese Zeit ist uns sicher. Sie ist wie ein fester Anker im Alltag. Auch das nimmt unheimlich viel Druck. Bleibe jedoch fair: Schenke auch deinem Partner oder deiner Partnerin diese wertvolle Zeit. Ihr werdet schnell merken, wie wertvoll diese Me-Time-Termine für eure Beziehung sind.

Sollte mein Vorschlag nicht passen, probiere diese Alternative aus: Nutze Zeitfenster, bevor der Trubel ausbricht, beispielsweise früh am Morgen, wenn alle noch schlafen, oder abends, wenn Ruhe einkehrt. Es spielt zunächst keine Rolle, ob du nur ein oder zwei Übungen schaffst. Wertvoller ist anzufangen, eine Routine zu entwickeln und dem vegetativen Nervensystem zu zeigen, dass du seine Zeichen damit ernst nimmst.

Sieh die Übungen in diesem Buch bitte nicht als zusätzliche Aufgabe. Betrachte sie aus einer anderen Perspektive: Die Übungen sind eine Investition in deine Belastbarkeit und in deine Gesundheit.

Unterstützende Übungstools

Die meisten Gegenstände, die für die Übungen in den nachfolgenden Kapiteln benötigt werden, finden sich im Haushalt. Doch wer möchte, kann in professionelleres Equipment investieren. Ich persönlich empfehle es dir, denn professionelle Tools bieten meist mehr Stabilität in den Übungen, wirken intensiver und sind leichter zu reinigen. Zum Üben sind eine festere, bequeme Unterlage, wie etwa eine Fitness- oder eine Yogamatte, ein Stuhl und vielleicht ein paar bequeme Kissen notwendig, mit denen der Kopf oder die Knie unterlagert werden können. Dazu kommen noch ein paar Tools, wie Schröpf-Cups, die bestimmte Massagegriffe erleichtern, oder Duobälle, die myofasziale Strukturen am Rücken adressieren, die für die eigenen Hände schwer zugänglich sind. Unten auf der Seite stelle ich dir alle zusätzlich benötigten Extras wie Block oder Duobälle noch genauer vor. Auch hier führe ich dir Alternativen aus dem Haushalt auf.

Schröpf-Cups

Schröpf-Cups sind kleine Becher (meist aus Glas oder Silikon), die auf die Haut aufgesetzt werden, um Unterdruck zu erzeugen. Dieser Unterdruck soll die Durchblutung fördern, Muskeln lockern und Verspannungen lösen.

Ich empfehle dir für die Selbstbehandlung Cups, die sich gut zusammendrücken lassen, leicht zu reinigen und strapazierfähig sind. Ich selbst benutze dafür Cups verschiedener Größen und Stärken, je nach Einsatzgebiet. Mini-Cups von mittelstarker Intensität eignen sich perfekt für kleinere Gelenke, das Gesicht oder die Anwendung an Händen und Füßen. Die größeren Cups sind im Durchmesser etwas breiter und für Anwendungen am ganzen Körper gedacht, besonders am Oberschenkel, Schulterbereich und Rücken.

Golfball

Die Größe des Golfballs ist für die Massage der Kaumuskeln im Gesicht (Seite 86) ideal. Die Qualität des Golfballs spielt dabei kaum eine Rolle. Viele Sportgeschäfte und Golfshops verkaufen gebrauchte, gereinigte Golfbälle. Diese gibt es dann schon ab einem Euro günstig zu kaufen. Als Alternativen bieten sich ähnlich große Bälle wie Flummis, Murmeln oder Igelbälle an.

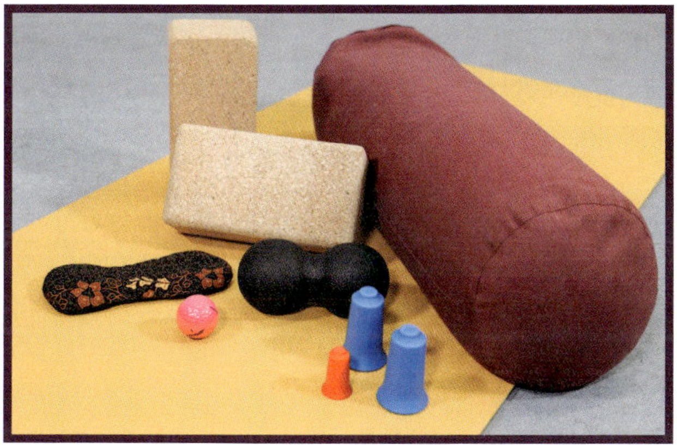

Mit einfachen Hilfsmitteln lassen sich Beschwerden gezielt lösen und vorbeugen.

Duoball

Duobälle sind zwei miteinander verbundene Bälle, die von der Form her einem Knochen ähneln. Es gibt sie in verschiedenen Stärken und Materialien: Duobälle aus Holz oder Kork sind sehr fest und lösen intensiven Druck aus. Sie sind für Betroffene geeignet, die mit starker Intensität umgehen können. Angenehmer sind Duobälle aus Schaumstoff. Solltest du keine zur Hand haben, kannst du dir das Faszientool nachbauen. Stecke dann einfach zwei alte Tennisbälle in einen Socken und knote diesen fest zu. Wenn dir der Druck der Bälle unangenehm ist, starte sanfter: Wickle ein Gästehandtuch zu einer festeren Rolle zusammen und lege diese quer über die betroffenen Punkte an der Brustwirbelsäule.

Augenmaske

Benutze eine Augen- oder Schlafmaske ohne Bänder. Das hat einen Grund: Der Vagusnerv verläuft direkt hinter den Ohren. Bänder, die Augenbinden hinter den Ohren befestigen, irritieren einen ohnehin gereizten Nerv noch stärker. Es gibt weiche Augenbinden, die meist mit Lavendel oder Spelz gefüllt sind und die sich auf der Heizung erwärmen lassen. Diese finde ich persönlich sehr angenehm und entspannend. Wer lieber kühlen will: Jadestein-Augenkissen liegen schwerer auf dem Augenbereich, dunkeln zuverlässig ab und lindern leichte Schwellungen um die Augen. Als Alternative zur Augenmaske eignen sich ein gefaltetes Gästehandtuch oder ein gefalteter Waschlappen.

Duftöl

Wenn du in den Übungen oder zum Schlafen ätherische Öle benutzen möchtest, dann verwende ausschließlich reine Bioöle. Diese sind zwar teurer, aber ihre Inhaltsstoffe sind rein und gesund. Für das vegetative Nervensystem eignen sich Düfte wie Vanille, Lavendel oder Melisse. Sie signalisieren dem Körper Ruhe und Geborgenheit und führen dich leichter in Entspannungsphasen. Ich benutze für meine Behandlungen ausschließlich naturreine ätherische Öle in Bioqualität.

Korkblock

Mit einem Korkblock können manche Haltungen besser stabilisiert werden, beispielsweise das Sitzen auf dem Boden. Ein Korkblock unterstützt das Becken, dadurch kann sich die Wirbelsäule besser aufrichten. Blöcke können im Schneidersitz auch gut dafür genutzt werden, um die Knie zu unterlagern, wenn man nicht ganz so beweglich ist. Als Alternative zum Block eignen sich feste, dickere Bücher gut.

Woran erkenne ich, dass meine Selbstbehandlung wirkt?

Die Übungen in diesem Buch möchten deine Beschwerden mildern und dir mehr Widerstandkräfte für den herausfordernden Alltag schenken. Darüber hinaus hat die osteopathische Selbstbehandlung das Ziel, überlastete Körperstrukturen zu regulieren, die dir geholfen haben, den Alltag trotz Schmerzen und Unwohlsein zu meistern, und die sich dafür enorm anspannen mussten. Erste Reaktionen zeigen sich meist schon nach kurzer Zeit und regelmäßiger Übungsroutine. Doch die Reaktionen verlaufen oft anders als erwartet.

Meist verändert sich zunächst der eigene Umgang mit dem Nervensystem; bis sich Symptome lindern, dauert es oft etwas länger. Aber auch hier gibt es erfreuliche Ausnahmen. Achte jedoch zunächst auf folgende frühe Anzeichen für Veränderung. Sie geben dir Orientierung und lassen dich spüren, dass deine Übungen im Körper wirken. Oft bemerkst du subtil mehr Ruhe im Körper, eine verbesserte Körperwahrnehmung oder Momente tiefer Entspannung im Alltag, die dir zuvor nicht zugänglich waren und die dir neue Sicherheit im eigenen Empfinden schenken.

Symptome fühlen sich weniger bedrohlich an, das Nervensystem bleibt eher im Sicherheitsmodus:

- Herzklopfen macht weniger Angst.
- Unruhe ist spürbar, aber nicht überwältigend.
- Geräusche, Spannungen oder Missempfindungen treten schneller in den Hintergrund.

Du findest schneller wieder zur Ruhe:

- Stress klingt früher ab.
- Pausen wirken schneller.
- Der Atem wird zugänglich.
- Dein Schlaf verbessert sich.
- Regeneration greift tiefer.
- Schulter-Nackenverspannungen nehmen ab.

Dein Körper reagiert feiner, du verstehst ihn besser:

- Du merkst früher, wann es zu viel ist.
- Du brauchst weniger Druck, um etwas zu verändern.
- Du nimmst Symptome schneller und bewusster im Alltag wahr.

Schlaf, Verdauung oder Energiehaushalt werden wieder regulierter:

- Einzelne Nächte werden ruhiger.
- Du verspürst weniger Spannung und Blähungen im Bauchraum.
- Du empfindest etwas mehr Stabilität über den Tag.
- Du hast mehr Lust auf Bewegung.

Dein Umgang mit dir selbst wird freundlicher – du arbeitest nicht mehr gegen dich:

- Du musst weniger gegen Symptome ankämpfen.
- Du hast mehr Geduld mit dir selbst.
- Du spürst mehr Vertrauen in den eigenen Körper und in deine Selbstbehandlung.

Du stellst feine, sichtbare Veränderungen am Körper fest:

- Die Haut wirkt reiner und gesünder.
- Die Haare wachsen kräftiger.
- Die Augen bekommen mehr Glanz.
- Deine Haltung ist aufrechter.

Je komplexer Beschwerden sind und je mehr Körpersysteme mitbetroffen sind, desto weniger geht es darum, Symptome »wegzuzaubern«, oder um schnelle Resultate. Das Ziel ist dann, eine langfristige Stabilisierung innerhalb des vegetativen Nervensystems zu erreichen und zu der Einsicht zu gelangen, dass der Körper bei tiefer Dysregulation Zeit braucht, um sein Gleichgewicht wiederherzustellen. Wenn dir das bewusst wird, bist du vor Frust und Selbstabwertung gefeit. Du bleibst motiviert, weiterzuüben und weiter an dir zu arbeiten. Damit du eine ungefähre Vorstellung davon bekommst, wie viel Zeit du deinem Körper bei bestimmten Symptomen einräumen solltest, stelle ich dir meine Erfahrungswerte aus der osteopathischen Praxis auf den folgenden Infoseiten zur Verfügung. Beachte bitte, dass es Richtwerte sind und deine individuelle Heilungszeit davon abweichen kann.

Heilung verläuft selten linear, sondern in Phasen, die sich unterschiedlich anfühlen können. Tage mit spürbarer Verbesserung können sich mit Momenten abwechseln, in denen alte Muster scheinbar wieder auftauchen. Gerade diese Schwankungen sind häufig Ausdruck eines Regulationsprozesses, in dem der Körper Schritt für Schritt neue Stabilität aufbaut. Entscheidend ist daher weniger die kurzfristige Veränderung einzelner Symptome als vielmehr die langfristige Entwicklung deiner inneren Balance, Belastbarkeit und Anpassungsfähigkeit im Alltag. Sei daher geduldig mit dir selbst und deinem Körper.

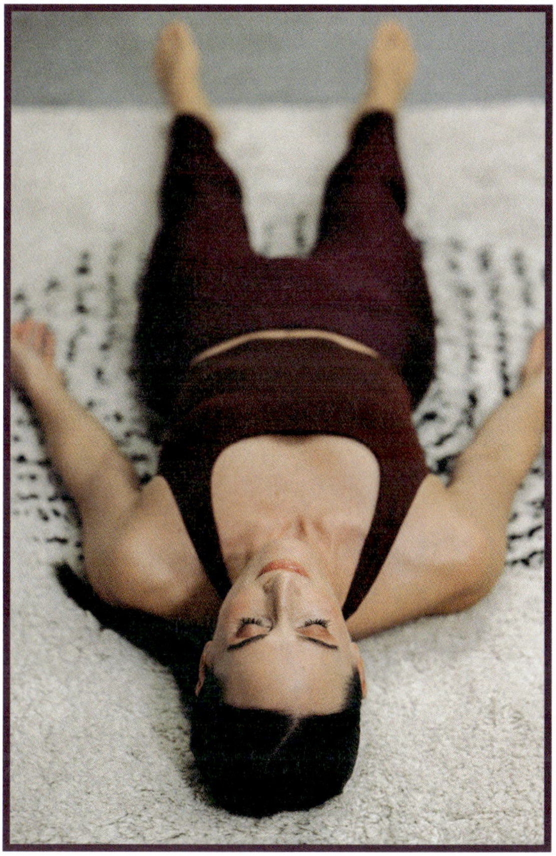

Regulation ist ein Prozess, den du längerfristig begleitest und bei dem du ein besseres Gefühl für deinen Körper bekommst.

VOM SYMPTOM ZUR LANGFRISTIGEN BALANCE

Regulation ist ein Prozess, den du längerfristig begleitest. Kleine Veränderungen sind Zeichen, dass dein System auf deine Selbstbehandlung reagiert. Akzeptanz verhindert Selbstabwertung, Frust oder dass du deine Übungspraxis abbrichst. Im Folgenden liste ich dir ungefähre Zeiträume auf, in denen es meine Patienten bei regelmäßiger Übungsroutine geschafft haben, spürbar stabiler zu werden und ihre Symptome abzumildern. Meine Erfahrungen sind kein Heilversprechen, aber sie geben dir eine Orientierung, wie lange bestimmte Symptome brauchen, um spürbar besser zu werden. Beachte aber: Jeder Mensch und jedes Symptom ist individuell, hat eine Vorgeschichte und ist abhängig von der Vorbelastung, vom Alltagsstress, deinem Schlafrhythmus, deiner Selbstwahrnehmung und von deiner Übungsroutine.

Weniger komplexe, akute Symptome

Akute und wenig komplexe Symptome sind schneller regulierbar. Darunter fallen alle Symptome, bei denen der Parasympathikus noch gut erreichbar ist, aber weniger genutzt wird. Man fühlt sich übererregt, aber noch nicht tiefgreifend erschöpft. Hierzu zählen die meisten akuten Wirbelblockaden oder innere Unruhe bei ungewohnten Herausforderungen. Erste spürbare Effekte können sich ab dem ersten Tag einstellen. Spürbare Stabilität empfinden viele schon nach zwei Wochen.

Wenig komplexe, aber stark muskulär und vegetativ gekoppelte Symptome

Die Rückmeldung auf Atem, Bewegung und Wahrnehmung ist noch gut, zum Beispiel bei Stress- und Spannungskopfschmerzen oder bei knöchernen Blockaden in der Brustwirbelsäule. Entlastung ist nach ein paar Tagen bis drei Wochen zu erwarten, nachhaltige Effekte stellen sich meist innerhalb von vier bis acht Wochen ein.

Mittelstarke bis komplexere Symptome

Oft versucht der Körper, Stress nachts abzubauen, was sich in Schlafproblemen oder im nächtlichen Zähneknirschen *(Bruxismus)* widerspiegelt. Das hormonelle System ist oft mitinvolviert. Dann gerät vielleicht der weibliche Zyklus durcheinander oder die Libido lässt nach, die Tagesregulation funktioniert aber noch zuverlässig. Erste Veränderungen wie ruhigere Nächte stellen sich nach zwei bis vier Wochen ein, eine deutliche Symptomreduktion mit regelmäßiger Periode erst nach drei bis zwölf Monaten.

Wenn mehrere Systeme beteiligt sind

Wenn nicht nur das vegetative Nervensystem aus der Balance geraten ist, sondern zusätzlich das Verdauungs- und Hormonsystem oder mentale Funktionen involviert sind, dauert die Regulationszeit sehr lange. Denn hier grätschen oftmals Ängste in die Selbstbehandlung rein, die Symptome befeuern können. Hierzu zählen beispielsweise Reizdarm und Reizmagen, Infektanfälligkeit, Fertilitätsstörungen, vegetativer Tinnitus oder Nebennierenreizung. Erste Anzeichen von Sicherheit und Beruhigung stellen sich nach etwa drei Monaten ein, Stabilität erst nach sechs bis zwölf Monaten. Kleine Rückschritte sind zu erwarten. Kalkuliere diese einfach mit ein, damit eventuelle Zweifel gar nicht erst aufkommen. Halte an deiner Übungsroutine fest und vertraue darauf, dass sich die Investition lohnen wird.

Hochkomplexe Symptome

Bei langjähriger Dysregulation auf mehreren Ebenen oder bei chronischen Erkrankungen (Parkinson, Fibromyalgie, Migräne, Depression und dergleichen) ist die zentrale, neuronale Verarbeitung mitbetroffen. Stress ist gerade bei Migräne oder vegetativem Tinnitus noch ein Wahrnehmungsverstärker. Hier geht es meist nicht um Heilung, sondern um Stabilisierung des Istzustands und um Symptomlinderung. Die Behandlung liegt in ärztlicher Hand, Selbstbehandlungen tragen jedoch erheblich zur Verbesserung der Lebensqualität bei. Jahrelanger Tinnitus wird beispielweise nicht geheilt, aber du kannst etwas dafür tun, dass er leiser wird und du ihn besser tolerierst und er sich damit weniger bedrohlich anfühlt.

KAPITEL 2

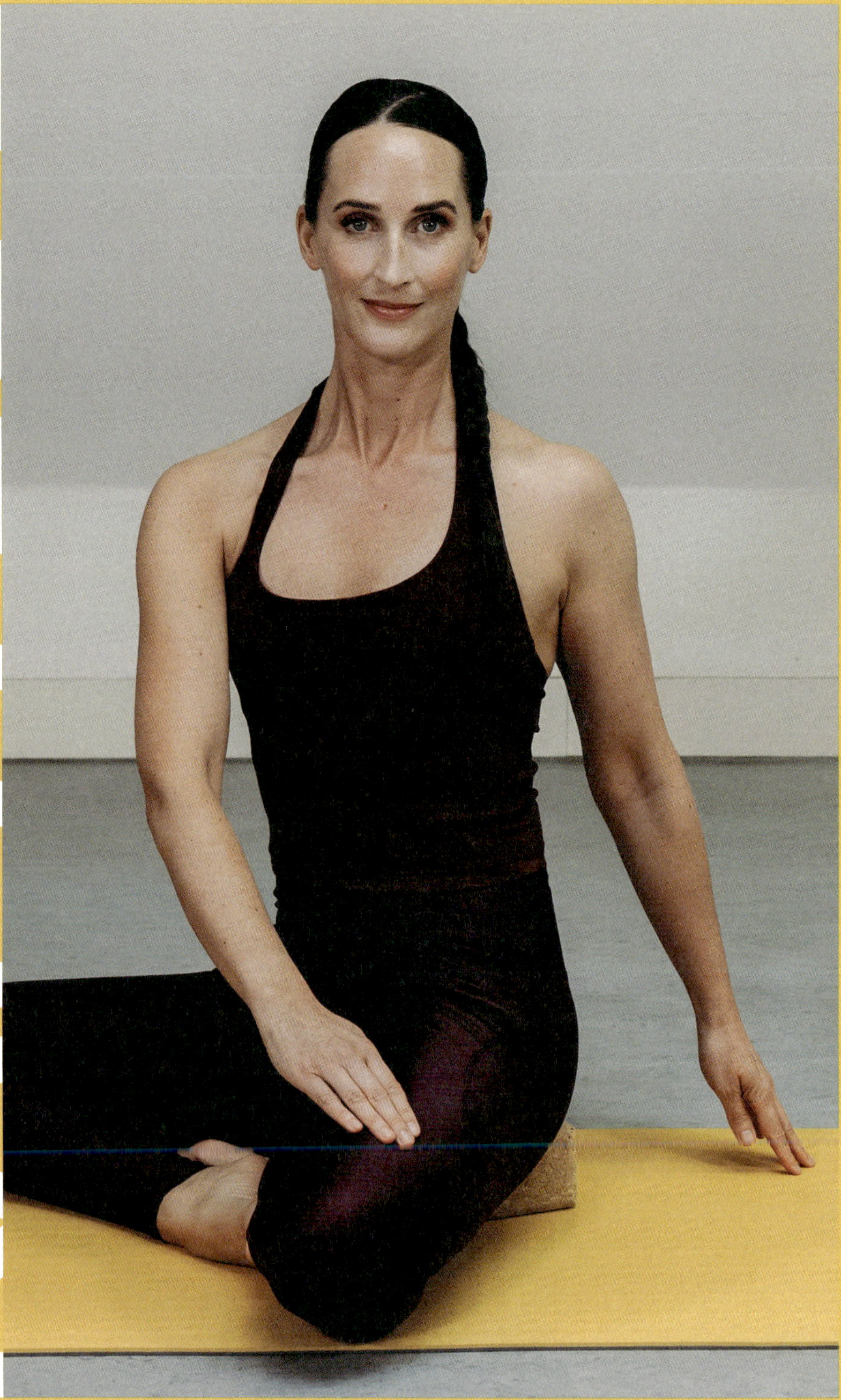

ÜBUNGEN UND IMPULSE FÜR EIN REGULIERTES NERVENSYSTEM

Jetzt geht es an die Praxis. Egal, ob du dir allgemein etwas Gutes tun und mehr entspannen möchtest oder gezielt Beschwerden lindern willst – in diesem Kapitel findest du zahlreiche Übungen, die dir helfen, körperlich und geistig loszulassen, zu entspannen und dich selbst zu regulieren. Tauche ein in die Welt der Osteopathie und erfahre selbst, wie der Körper funktioniert und wie schon kleine Impulse große Veränderungen anstoßen können. Du wirst schnell merken, wie fein dein Körper reagiert und wie viel Potenzial in dir steckt, wieder mehr Ruhe, Stabilität und Wohlbefinden zu entwickeln.

Dein Start in die osteopathische Übungspraxis

Im ersten Kapitel hast du bereits erfahren, welche zentrale Rolle das vegetative Nervensystem, insbesondere der Vagusnerv, für unsere Gesundheit spielt. Als Hauptverbindung zwischen Gehirn und Körper vermittelt es fortlaufend Informationen darüber, ob Sicherheit oder Gefahr wahrgenommen wird.

Gleichzeitig wurde deutlich, dass das vegetative Nervensystem nicht nur auf Signale aus dem Gehirn reagiert, sondern ebenso auf Rückmeldungen aus dem Körper selbst: aus Organen, Muskeln, Gewebe und inneren Spannungszuständen. Jede Veränderung dort wird als Information verarbeitet und beeinflusst die übergeordnete Regulation.

Auch die zuvor beschriebenen Symptome lassen sich in diesem Zusammenhang nun besser verstehen. Sie sind in diesem Sinne keine Störfaktoren, sondern Ausdruck genau dieser Rückkopplungsschleifen. Mit diesem Wissen kannst du deine Empfindungen besser einordnen und gezielter auswählen, welche der folgenden Übungen dich unterstützen können.

Die praktischen Übungen sind daher keine isolierten Techniken, sondern Einladungen, auf verschiedenen Ebenen des Körpers Entlastung zu erfahren. Sie wirken, weil das Nervensystem über spürbare Veränderungen eine neue, regulierende Rückmeldung erhält. Wenn du bei den folgenden Übungen Unsicherheit verspürst, bewege dich langsam, achte deine Grenzen oder nimm dir einen Spiegel zu Hilfe, mit dem du dich – und wie du die Übung ausführst – selbst korrigieren kannst. Um dir ein wenig Unsicherheit zu nehmen, lies im Infokasten nach, welche Reaktionen auftreten können. Meist sind sie ganz harmlos. Außerdem findest du dort auch alle Kontraindikationen, also Zustände, in denen du nicht üben solltest. Damit bist du auf der sicheren Seite, wenn du in die Praxis eintauchst.

UNGEWOLLTE REAKTIONEN DER SELBSTBEHANDLUNG

Ungewollte Reaktionen während oder nach den Übungen können auftreten, wenn sich das Nervensystem neu organisiert oder Spannung nachlässt. Solche Reaktionen sind in der Regel unproblematisch, wenn sie mild sind, sich regulieren lassen und nach dem Üben wieder abklingen. Dazu zählen etwa:

- Zittern,
- veränderte Atmung,
- Wärme- oder Kälteempfinden,
- Schwindel,
- Müdigkeit,
- emotionale Reaktionen,
- innere Unruhe.

Dein Körper kann dir aber auch seine Grenzen aufzeigen, etwa wenn das Nervensystem überfordert ist oder Schutz braucht. Dann kann es zu folgenden Symptomen kommen:

- zunehmende Unruhe,
- Ängste,
- Gefühl von Kontrollverlust,
- starke Anspannung ohne Entlastung,
- anhaltender Schwindel oder
- Atemnot.

Dann gilt: gut beobachten, langsamer werden und die Übung vereinfachen oder beenden.

Bei akuten Krisen, schweren Angst- oder Panikstörungen, starken Schmerzen, unbehandelten Depression, akuten Herz-, Atem- oder neurologischen Erkrankungen, frischen Operationen und akuten Infekten sollten die Übungen modifiziert werden und unter fachlicher Begleitung erfolgen. Du musst nicht aufs Üben verzichten, aber es ist wichtig, den Rahmen und die Dosierung genau für dich anzupassen, damit sich dein Körper sicher fühlt.

Teil 1: Das vegetative Nervensystem spüren und lesen

In diesem ersten Übungsteil stelle ich dir Übungen vor, die dir helfen, zunächst einen bewussten Zugang zu deinem vegetativen Nervensystem zu erlangen, und die dir erlauben, ins Spüren zu kommen. Du wirst merken, dass es meist nicht so einfach ist, vom herausfordernden Alltag wie auf Kommando in die Entspannung zu switchen und deinen Körper bewusst zu spüren. Ich gebe dir deshalb hierfür drei Übungen zur Auswahl. Probiere sie einfach aus und entscheide selbst, welche davon jeweils am besten zu dir passt – das kann sich von Mal zu Mal verändern. Lasse dir bei allen Spürübungen besonders viel Ruhe zukommen und schreibe dir ein paar Dinge auf, die dir dabei auffallen. Dann hast du Vergleichswerte und kannst ablesen, wie sich dein Spürsinn mit etwas Routine stetig verbessert.

Die Übungen in diesem Praxisabschnitt eignen sich auch als Einzelübung, etwa dann, wenn du zu erschöpft für ein komplettes Übungsprogramm bist, wenn das Zeitfenster, das dir gerade zur Verfügung steht, sehr schmal ist oder du zwischendurch mal eine Minipause brauchst. Effektiver ist jedoch, wenn du sie mit der Praxis aus dem zweiten oder dritten Übungsteil verknüpfst. Wenn du Zeit genug hast, dann nimm dir erst die Zeit für eine Spürübung und suche dir im Anschluss eine passende Übung heraus, die den ganzen Körper reguliert oder bestimmte Symptome lindert.

Erwarte dabei nicht, dass du sofort alles perfekt wahrnimmst. Spüren ist ein Prozess, der sich oft schrittweise entwickelt und von Tag zu Tag unterschiedlich sein kann – je nach dem, wie stark die eigene Aufmerksamkeit beansprucht wird. Manchmal ist die Wahrnehmung klar und deutlich, manchmal eher diffus oder kaum greifbar. Beides ist vollkommen in Ordnung und Teil des Lernens. Mit der Zeit wirst du beginnen, feinere Unterschiede wahrzunehmen: Veränderungen im Atemfluss, in der Muskelspannung oder in deinem inneren Rhythmus. Diese Signale geben dir Hinweise darauf, wie dein Nervensystem gerade reagiert und was es in diesem Moment braucht.

Versuche, die Übungen nicht als zusätzliche Aufgabe zu betrachten, die du erfüllen musst, sondern als Einladung, dich selbst neugierig zu erkunden. Eine offene, wertfreie Haltung unterstützt den Prozess oft mehr als der gezielte, ehrgeizige Wunsch nach einem bestimmten Ergebnis.

Wenn du merkst, dass deine Gedanken abschweifen, ist das kein Fehler, sondern ein natürlicher Teil der Wahrnehmung. Kehre in solchen Momenten einfach sanft wieder zu deinem Körper zurück, ohne dich zu bewerten. So entsteht nach und nach ein verlässlicher Zugang zu deinem inneren Erleben – eine Grundlage, auf der alle weiteren regulierenden und therapeutischen Impulse aufbauen.

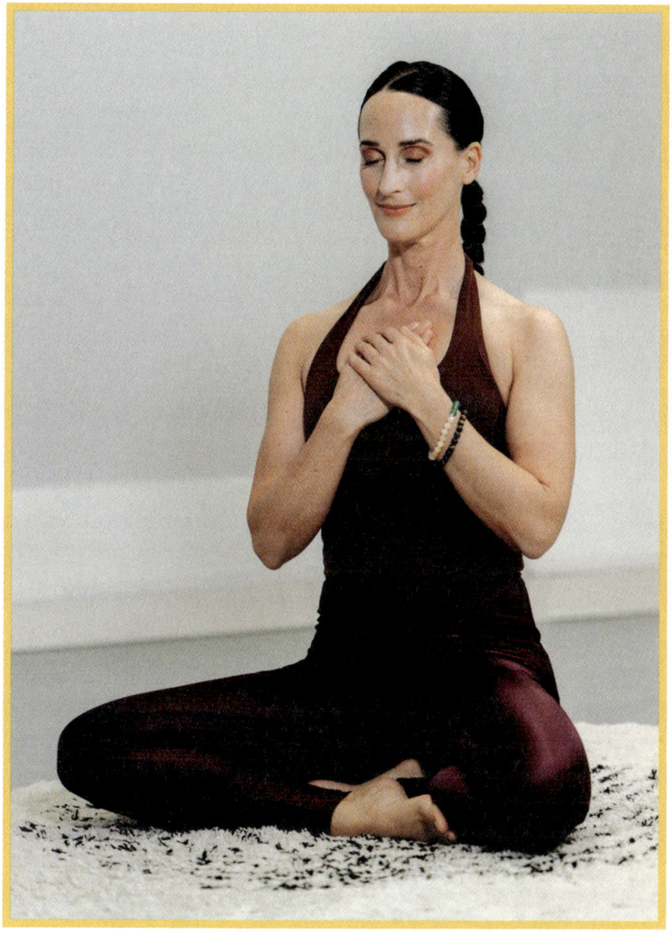

In sich hineinzuhorchen ist manchmal gar nicht so einfach – aber auch das kann man lernen und trainieren.

DER KÖRPERSCAN

Diese Übung ermöglicht selbst skeptischen Menschen, einen schnellen Zugang zum vegetativen Nervensystem zu bekommen. Sie erleichtert durch messbare und objektivierbare Werte, so etwas Subtiles wie das autonome Nervensystem überhaupt zu erfassen oder sich vorzustellen, dass es beeinflussbar ist. Wenn du möchtest, kannst du dafür eine Smartwatch tragen und dein inneres Gefühl mit den Werten auf deiner Uhr abgleichen. Die Übung dauert etwa 5 Minuten. Setze dich dafür auf einen Stuhl.

Schritt 1: Statusaufnahme

Wir machen jetzt eine kurze Beobachtungsübung. Dafür musst du nichts fühlen, nichts verändern und nicht entspannen. Wir sammeln nur Daten, wie bei einem Messgerät. Lasse die Augen geöffnet und benenne deine:

- **Atmung:** Ist sie schnell, mittel oder langsam?
- **Muskelspannung:** Ist sie hoch, mittel oder niedrig?
- **Innere Wachheit:** Bist du mit deiner Aufmerksamkeit eher noch im Außen oder bei dir selbst?

Es gibt keine richtige Antwort. Notiere dir einfach innerlich oder in einem Notizbuch deinen aktuellen Zustand.

Schritt 2: Minimaler Test-Reiz

Jetzt folgt ein kontrollierter Reiz. Lege eine Hand flach vorn auf den Brustkorb. Bleib dabei aufrecht sitzen. Verlängere nun die Ausatmung über 1 Minute minimal. Atme etwa 4 Sekunden ein und 6 Sekunden aus. Verändern sich deine Muskelspannung oder deine Aufmerksamkeit? Wir testen jetzt nur, ob der Körper darauf reagiert. Wenn nicht, ist das auch ein Ergebnis.

Schritt 3: Vergleichsmessung

Gehe nach dieser Minute innerlich noch einmal dieselben drei Punkte durch.

- Ist die Atmung schnell, mittel oder langsam?
- Ist die Muskelspannung hoch, mittel oder niedrig?
- Ist deine innere Wachheit mehr im Außen oder liegt deine Aufmerksamkeit eher bei dir?

Ist einer der Werte um eine Stufe verändert? Wenn ja, welcher Wert? Fast immer verändert sich mindestens ein Parameter.

Hinweis: Das, was du gerade beobachtet hast, ist eine automatische Rückkopplung deines Nervensystems. Du hast getestet und dein Körper hat geantwortet. Es reagiert schneller als Gedanken und lässt sich bereits über sehr kleine Signale beeinflussen. Vielleicht hast du nicht erwartet, dass sich etwas ändert, und beginnst nun, echtes Vertrauen in die eigene Körperwahrnehmung zu bekommen. Selbstverständlich darfst du dich über die Werte deiner Smartwatch jederzeit absichern, dass dein inneres Gefühl stimmt. Doch vielleicht wirst du schon bald lieber ohne Uhr üben wollen.

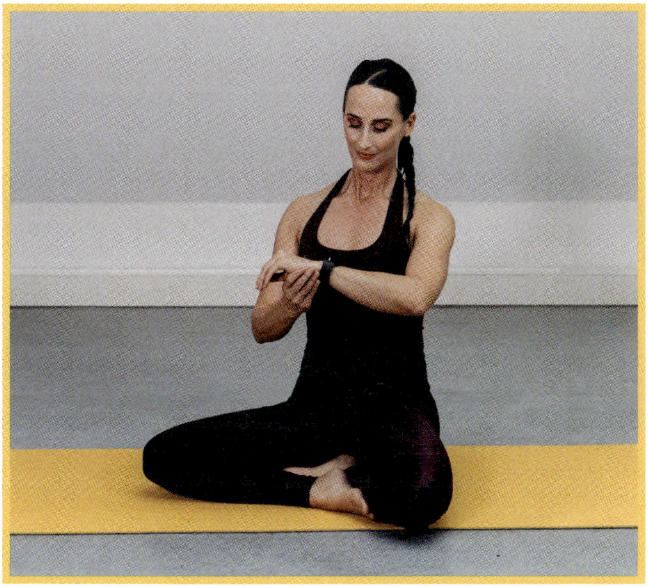

m-vg.de/link/Nervensystem_01

Wenn du deinen Spürsinn überprüfen möchtest, kann dir eine Smartwatch dabei helfen, dein Körpergefühl in messbare Werte umzuwandeln.

DER INNERE REGLER

Diese Übung ist überraschend wirkungsvoll, denn sie macht das vegetative Nervensystem innerhalb weniger Minuten konkret erlebbar. Du spürst die Selbstwirksamkeit deines Körpers in Echtzeit – damit erklärt sich das vegetative Nervensystem über deine Erfahrung statt über viel Theorie. Die Übung funktioniert besonders bei Menschen, die stark unter Strom stehen und die deshalb meinen, keinen Zugang zu ihrem Körper zu finden. Die Übung dauert etwa 5 Minuten.

Schritt 1: Stress sichtbar machen

Setze dich auf einen Stuhl und drücke beide Füße fest in den Boden. Ziehe die Schultern leicht hoch und beiße die Zähne aufeinander. Lasse dabei deinen Atem schneller werden. Behalte diese Anspannung für 30 Sekunden bei.

- Wie fühlt sich das gerade für dich an?
- Wo im Körper ist dabei die meiste Aktivität?

Bewerte deine Eindrücke nicht, sammle sie nur. Meist wird hier erlebt: »Aha, das ist mein Stresszustand.« Oder: »Das ist aber anstrengend!«

Schritt 2: Der minimale Gegenimpuls

Stelle dir nun vor, in dir ist ein innerer Spannungsregler, den du jetzt eine Stufe herunterstellst. Deine Füße bleiben dabei am Boden stehen. Die Schultern sinken ein wenig nach unten – nur eine Stufe, etwa zehn Prozent. Öffne den Mund minimal und lasse den Atem langsamer werden. Bleibe so für 1 Minute.

- Was ändert sich?
- Spürst du irgendwo einen Hauch mehr Ruhe, Raum oder Wärme?

Fast immer ist irgendein Unterschied zu spüren, und sei er noch so winzig. Das, was du gerade bemerkt hast, ist dein inneres Regulationssystem. Es reagiert sofort auf kleine Signale wie Spannung, Atmung oder Körperhaltung. Du hast es soeben selbst beeinflusst – dein erster, bewusster Kontakt zum vegetativen Nervensystem. Mit etwas Übungsroutine wird dein Erleben immer feiner und du spürst die Körperzeichen, bevor sie dich überrollen.

m-vg.de/
link/Nervensystem_02

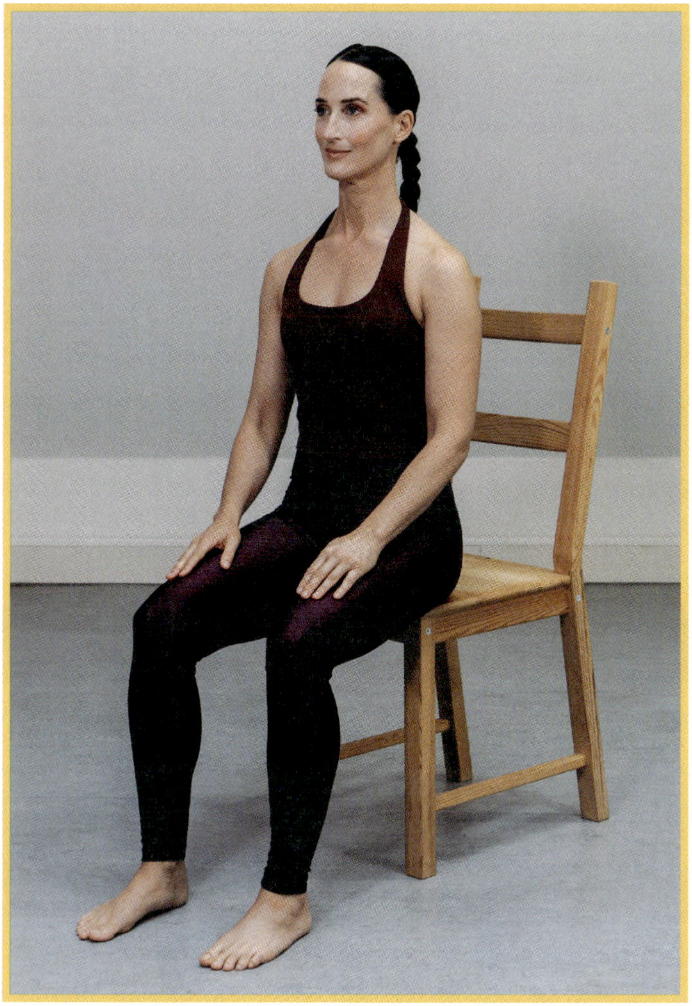

Die Übung hilft dir, einen ersten bewussten Kontakt zu deinem Nervensystem herzustellen.

DIE KÖRPERREISE

Diese Übung erfordert schon etwas mehr Spürsinn. Sie ist gut geeignet, wenn es dir schon etwas leichter fällt, vom Alltag abzuschalten, oder wenn du etwas Erfahrung mit Entspannungstechniken sammeln konntest. Lege dich dafür auf den Rücken und decke dich, wenn du möchtest, zu. Die Übung dauert etwa 10 Minuten.

Schritt 1: Ankommen

Lege dich hin, nimm dir einen Moment Zeit und mach es dir so bequem wie möglich. Du musst jetzt nichts leisten, nichts richtig machen. Allein, dass du hier bist, reicht aus. Wenn es für dich stimmig ist, schließe deine Augen oder richte deinen Blick ganz weich auf einen Punkt über dir. Spüre zuerst den Kontakt deines Körpers auf dem Boden. Vielleicht bemerkst du das Gewicht deines Körpers und wie er getragen wird, ganz ohne dein Zutun …

Schritt 2: Bewusst atmen

Richte nun deine Aufmerksamkeit auf deinen Atem. Du brauchst ihn nicht zu verändern. Beobachte einfach, wie die Luft ein- und ausströmt. Vielleicht spürst du eine leichte Bewegung im Brustkorb, im Bauch oder in den Flanken … Jeder Atemzug ist ein Zeichen dafür, dass dein Körper ganz von selbst für dich arbeitet.

Schritt 3: Die Körperreise

Lasse deine Wahrnehmung langsam durch deinen Körper wandern. Beginne bei den Füßen. Spürst du dort Wärme, Kühle ein Kribbeln? Vielleicht verändert sich aber auch nichts? Alles ist in Ordnung, so wie es ist.

Wandere weiter über die Beine … das Becken … den Rücken … Du musst nichts lösen, nur spüren. Vielleicht bemerkst du Stellen, die angespannt sind. Nimm sie freundlich wahr, so wie sie jetzt sind. Allein das Spüren kann bereits etwas verändern.

Lenke deine Aufmerksamkeit nun in den Schulter-Nacken-Bereich … in die Arme … und in die Hände. Dein Körper kennt den Weg in die Ruhe und du gibst ihm gerade die Erlaubnis, diesen wiederzufinden.

Dann wandere gedanklich zum Kopf und Gesicht: Wie fühlen sich diese Bereiche an? Bleibe so noch einen Moment bei dir. Fühle dich geborgen und sicher. Dein Herz schlägt ganz sacht und alles in dir fühlt sich friedlich an.

Wenn du dann bereit bist, öffne langsam deine Augen und nimm dieses Gefühl von Ankommen mit in deinen Alltag.

Mit dieser Übung kommst du schon gleich in ein Gefühl von Entspannung und spürst anhand deines Herzschlags und an deiner Atmung, wie du in den Ruhemodus schaltest. Damit trainierst du den Parasympathikus und dein Körper beginnt, an seiner Widerstandskraft zu arbeiten.

m-vg.de/
link/Nervensystem_03

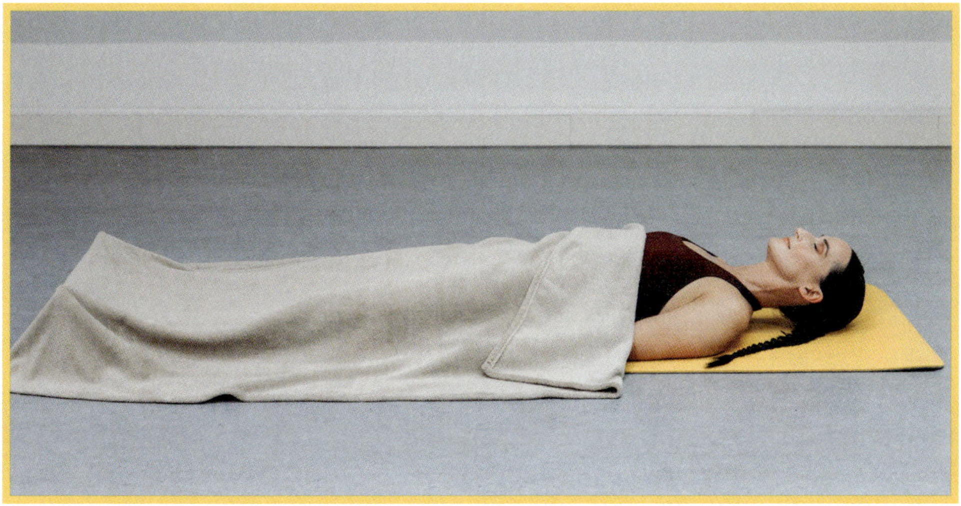

Im Ruhemodus fällt es leichter, ins Spüren zu kommen und Körperzeichen wahrzunehmen.

Teil 2: Basisübungen für ganzheitliche Regulation

Die folgenden Basisübungen zielen darauf ab, das Nervensystem ganzheitlich zu regulieren. Sie wirken also nicht auf einzelne Symptome oder einen isolierten Muskel, sondern sprechen den Menschen als Gesamtsystem an. Sie beeinflussen vegetative Prozesse und Spannungsmuster über Atmung, Wahrnehmung oder sanfte Bewegung und stoßen damit die Fähigkeit zur Selbstregulation an. Jede Übung für sich dauert etwa 3 bis 5 Minuten. Dabei steht nicht die korrekte Ausführung im Vordergrund, sondern die bewusste Hinwendung zu inneren Prozessen. Schon kleine Veränderungen in deiner Aufmerksamkeit, Atmung oder deinem Muskeltonus können regulierende Effekte auslösen und das Nervensystem in einen ausgeglichenen Zustand begleiten.

Die Übungen eignen sich bestens zum Ankommen, zum Runterfahren nach Belastung oder zur schnellen Stabilisierung von inneren Rhythmen bei Aufregung. Sie wirken jedoch nachhaltiger, wenn sie mit Übungen aus dem ersten (ab Seite 54) oder dritten Praxisteil (ab Seite 78) kombiniert oder mit einer Atemübung (Seite 70) verknüpft werden. Sie harmonisieren dann die Reizverarbeitung und die Aufnahmefähigkeit von nachfolgenden osteopathischen Impulsen, wodurch diese besser in der Tiefe und an spezifischen Symptomen wirken können.

Gleichzeitig fördern sie die Fähigkeit, flexibler zwischen Aktivierung und Entspannung zu wechseln – eine zentrale Voraussetzung für langfristige Stabilität und Belastbarkeit im Alltag.

Es kann hilfreich sein, die Übungen regelmäßig in ruhigen Momenten zu praktizieren, um dem Körper immer wieder Orientierungspunkte zu geben. Auf diese Weise entsteht mit der Zeit eine gewisse Routine für Regulation, auf die auch in stressreichen Situationen leichter zurückgegriffen werden kann. Achte dabei auf ein angenehmes Umfeld, eine bequeme Position und darauf, dass du dich während der Übungen weder über- noch unterforderst. Dein individuelles Empfinden ist hierbei der wichtigste Maßstab, vertraue also auf deine Intuition. Mit zunehmender

Übungspraxis verfeinert sich die Wahrnehmung für subtile körperliche Signale. Dies ermöglicht es, Spannungsveränderungen früher zu erkennen und gezielter zu beeinflussen, bevor sich Beschwerden manifestieren.

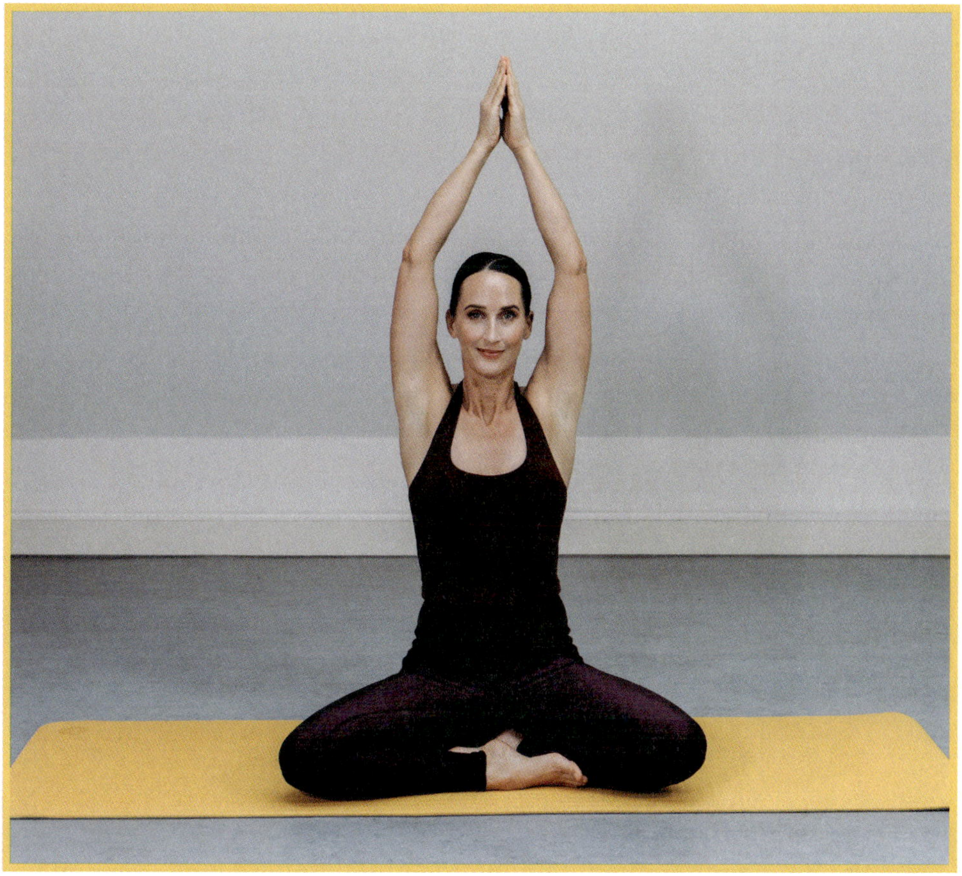

Basisübungen sprechen das Gesamtsystem über Atmung, Wahrnehmung oder sanfte Bewegung an und stärken die Selbstregulation.

BECKENUHR MIT ZWERCHFELLGRIFF

Benötigtes Equipment: Matte

Die Beckenuhr nach Moshé Feldenkrais wirkt über sanfte Wahrnehmung, feine Bewegung und neuronales Lernen. Visualisiere dir dafür vor der Übung ein großes Uhrenziffernblatt auf deinem Unterbauch. Oben Richtung Bauchnabel ist die 12 und unten Richtung Schambein die 6 abgebildet. Durch die langsamen Bewegungen »rollt« das Becken im Rhythmus der Atmung abwechselnd zu den Uhrzeiten 6 und 12.

Die Übung entkrampft das Zwerchfell und lockert das Weichteilgewebe rund um den Magen und dem quer verlaufenden Dickdarm. Dadurch vertieft sich die Atembewegung und der Parasympathikus springt an. Durch die Verknüpfung von Beckenbewegung und entspanntem Atemrhythmus entdeckt das Gehirn neue, leichte Bewegungsoptionen – das hilft besonders bei chronischen Spannungsmustern im unteren Becken- und im gesamten Lendenbereich.

1. Lege dich auf den Rücken und stelle deine Füße auf dem Boden auf. Die Arme liegen locker neben dem Körper.
2. Lege deine Hände dann beidseits mittig über den Rippenbogen auf – die Daumen liegen auf den Rippen, die restlichen Fingerkuppen tauchen darunter ins weiche Gewebe ein, nur ganz sanft und so, als wolltest du den Rippenbogen greifen. Kippe dein Becken gedanklich auf die Zahl 6 deines Uhrenziffernblatts: Dabei streckt sich der untere Rücken etwas und geht in ein leichtes Hohlkreuz. Atme dabei durch die Nase ein. Die Fingerkuppen halten den Gewebekontakt.
3. Kippe das Becken mit der Ausatmung auf die Zahl 12 deines Uhrenziffernblatts, der untere Rücken beugt sich leicht. Der Griff der Fingerkuppen entspannt sich, hält den Gewebekontakt jedoch bei. Kehre nach der Übung in die Ausgangsstellung in der Rückenlage zurück und spüre die Erleichterung im Bereich des Zwerchfells.

Dauer: Nimm dir für die Übung etwa 5 Minuten Zeit und rolle das Becken 10- bis 15-mal hin und her.

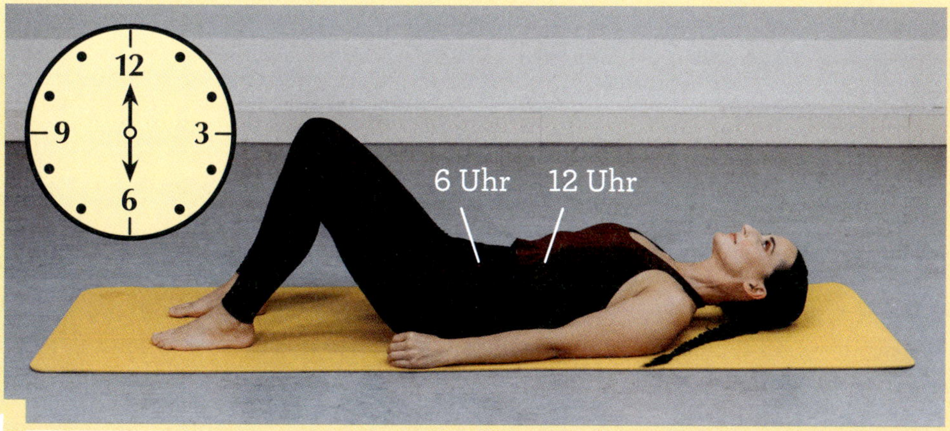

1

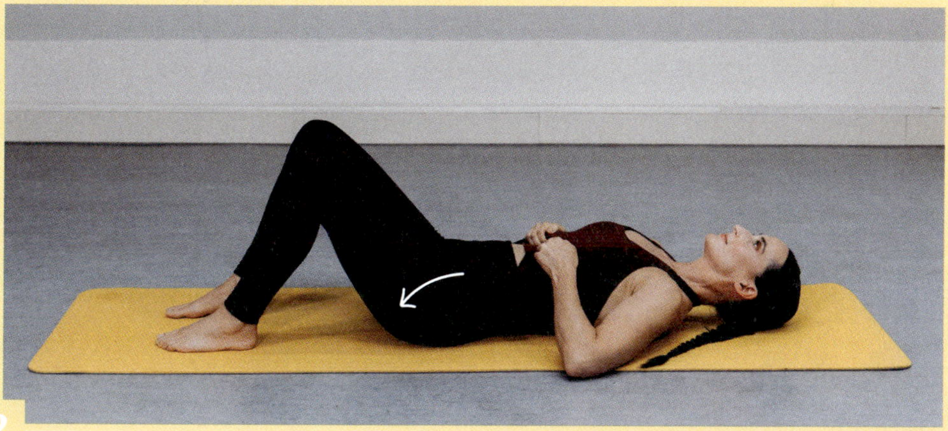
2

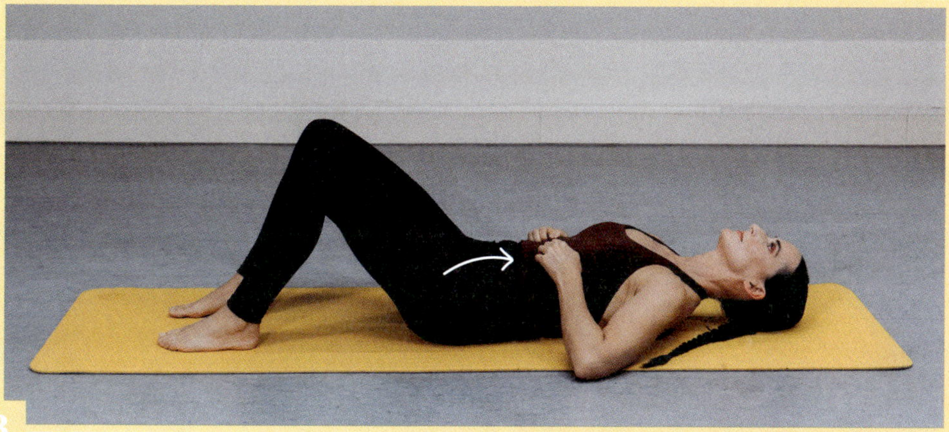
3

CV-4-GRIFF (COMPRESSION OF THE FOURTH VENTRICLE)

Benötigtes Equipment: Stuhl

Der Parasympathikus wird aktiviert und die rhythmischen Bewegungen von Schädel, Rückenmarkshäuten und Liquor kommen wieder ins Gleichgewicht. Es kommt zu einer tiefen körperlichen und mentalen Entspannung. Der Griff unterstützt den Körper dabei, in einen Zustand der Selbstheilung und inneren Balance zu gelangen.

1. Lege die Daumen unter den Hinterhauptknochen an. Die Daumenkuppen berühren sich. Lege die restlichen Finger locker am Hinterkopf auf, sodass sie sich etwas überlappen. Insgesamt bilden die Hände in der Mitte ein Dreieck.
2. Setze dich mit geradem Rücken auf einen Stuhl, schließe die Augen und lege die Hände wie beschrieben am Hinterkopf an. Halte die Position. Stelle dir dabei vor, deine Daumen trügen sanft deine Hinterhauptknochen. Dort, wo sich die Finger überlappen, gibst du nun Druck in den Hinterkopf – nur so leicht wie eine Feder.
3. Rubble danach deine Handflächen aneinander, bis Wärme entsteht.
4. Lege die warmen Hände für einen Moment auf deine Augen. Spüre, wie sich die Wärmeenergie auf deine Augen überträgt und sie entspannt.

Dauer: Wende den Griff etwas länger an, so, wie es für dich angenehm ist. Lasse die Augenenergie anschließend für 30 Sekunden fließen.

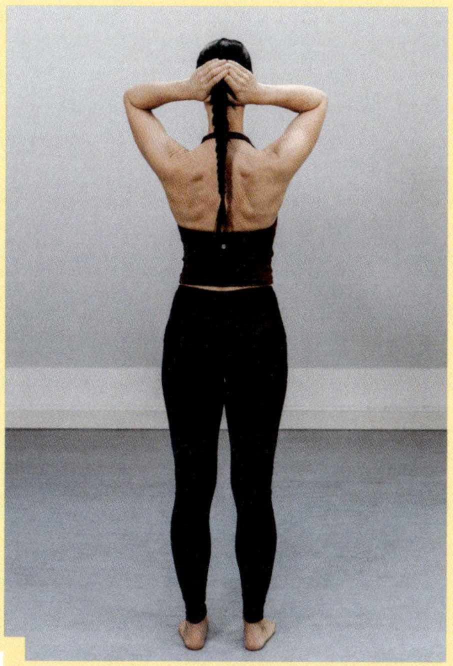

1

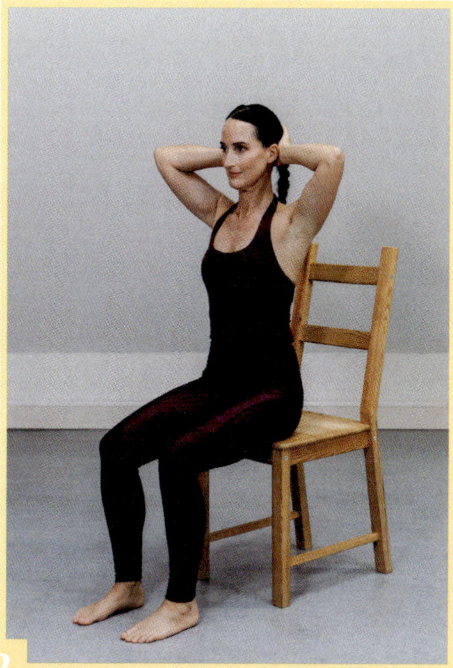

2

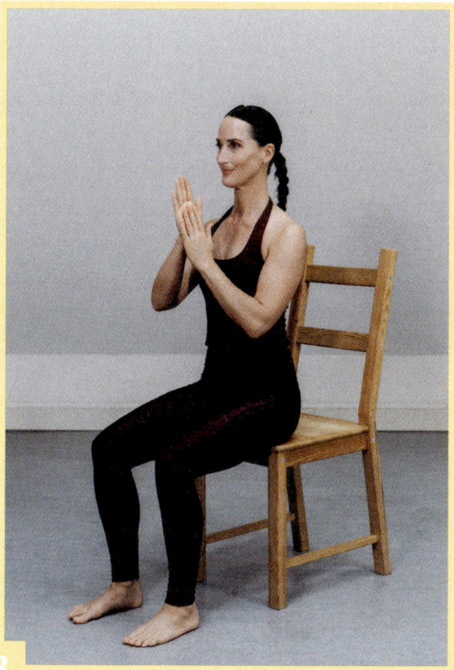

3

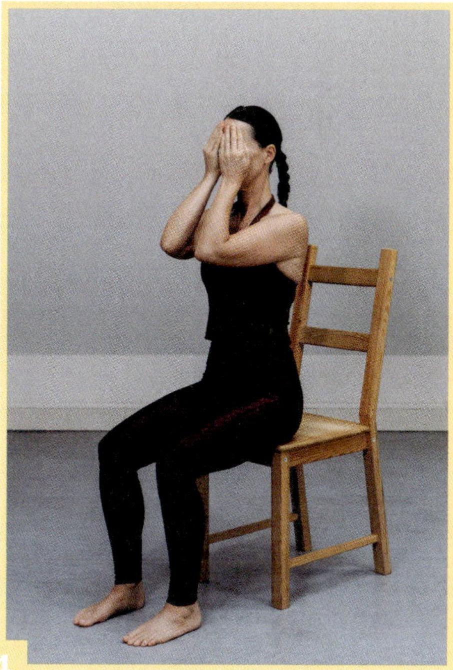

4

GANZKÖRPERAUSGLEICH

In dieser Übung nutzen wir nicht nur osteopathische Reize – nämlich den sogenannten Psoas-Release im Hüftbeuger und im Beckenbereich –, sondern akupressieren zusätzlich nach der Lehre der traditionellen chinesischen Medizin für den Ganzkörperausgleich. Lege die Finger dazu auf die Punkte, die auf den Fotos zu sehen sind. Sie werden als die Akupressurpunkte Leber 3 (Le 3), auch chinesisch *Taichong*, »Großes Treffen«, und Niere 1 (Ni 1), chinesisch *Yongquan*, »Sprudelnde Quelle«, bezeichnet. Drücke die beiden Punkte während der Übung so, dass du den Druck deutlich spürst. Am Ende kannst du noch leicht kreisende Bewegungen hinzufügen.

Die Akupressur wirkt zusammen mit dem Psoas-Release intensiv erdend, regulierend und stark ausgleichend auf das Nervensystem, Emotionen und den Energiefluss. Das hilft besonders bei starkem Stress, bei Schlafstörungen und innerer Unruhe oder Reizbarkeit.

1. Setze dich auf die Matte, kippe die Knie nach außen, sodass die Fußflächen zueinander zeigen, und akupressiere die genannten Punkte. Lege dafür die Daumen auf Ni 1 und die Zeigefinger auf Le 3. Nimm hier gern den Mittelfinger als Verstärker hinzu.
2. Führe dann die Fußflächen noch näher zueinander.
3. Beuge den Oberkörper mit dem Kopf so weit wie möglich Richtung Schoß. Jetzt darf sich alles nach und nach entspannen – die Hüften, die Schultern, die Arme und der Kopf. Schließe die Augen. Lasse den Atem sanft in Richtung Unterbauch oder nach hinten in den Rücken fließen. Folge hier einfach deiner Intuition.

Dauer: Lasse dir für die Übung 3 bis 5 Minuten Zeit. Nach etwa 3 Minuten beginnen sich die Faszien im Körper zu entspannen, der Release wird deutlich spürbar.

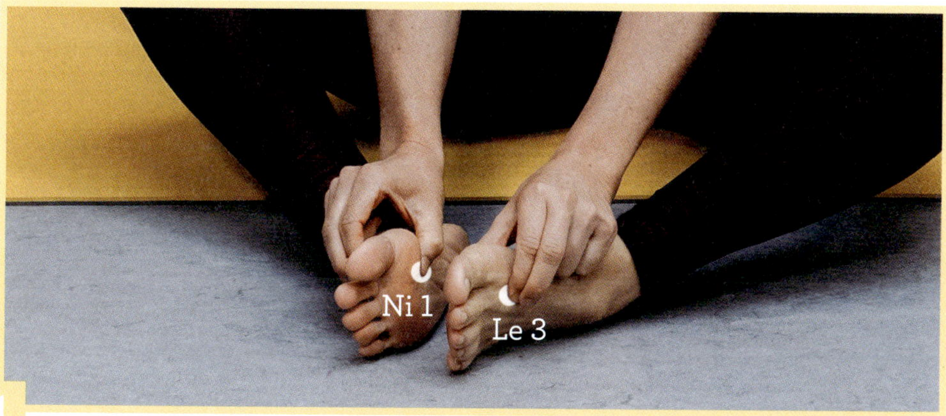

1

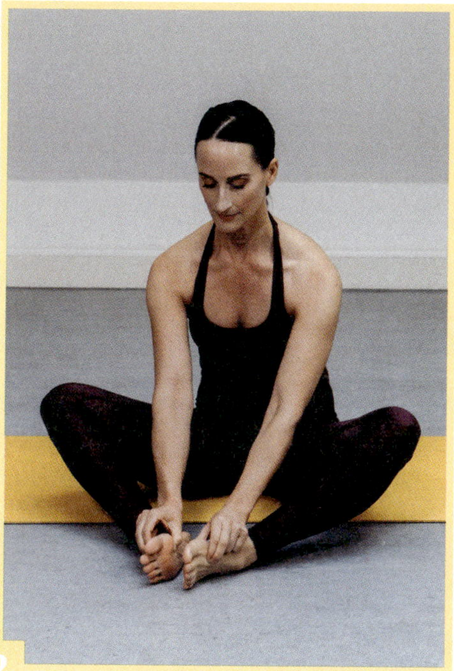

2

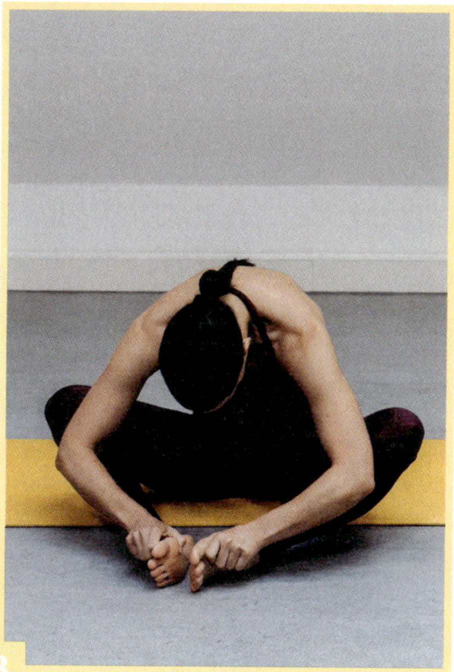

3

Atemtechniken: sich sicher und geborgen fühlen

Aus osteopathischer Sicht ist die Atmung eines der direktesten und zugleich feinsten Werkzeuge, mit denen wir auf das vegetative Nervensystem einwirken können. Sie ist die einzige autonome Funktion, die wir bewusst modulieren können – und bietet damit einen zentralen Zugang zu Regulation, Sicherheit und innerer Stabilität.

Der Vagusnerv verläuft in enger, anatomischer Beziehung zu Zwerchfell, Herz, Lunge und Bauchorganen. Mit jeder Atembewegung entstehen rhythmische Druck- und Zugveränderungen im Brust- und Bauchraum. Diese mechanischen Reize wirken wie kontinuierliche Rückmeldungen an vagale Rezeptoren und beeinflussen unmittelbar die Balance zwischen Sympathikus und Parasympathikus. Eine ruhige, verlängerte Ausatmung senkt den Druck im Brustkorb, fördert den venösen Rückstrom zum Herzen und erhöht die Herzratenvariabilität – ein klares Zeichen für vagale Aktivierung.

Atmung ist aus osteopathischer Sicht deshalb weit mehr als reiner Gasaustausch. Sie steht in einem neuromechanischen Dialog mit den Körperstrukturen und dem Nervensystem. Wenn der Atem frei und anpassungsfähig ist, kann auch die vagale Regulation flexibel reagieren.

Die Atemübungen, die ich dir hier vorstelle, lassen sich gut als kurze Einzelübungen für zwischendurch anwenden und dauern meist nur 3 bis 5 Minuten. Ihre Wirkung vertieft sich jedoch, wenn sie mit anderen Übungen aus dem Praxisteil kombiniert werden – sei es zur Unterstützung osteopathischer Impulse oder zur Schulung einer stabilen vegetativen Balance.

Bewusstes, vertieftes Atmen begleitet dich auch in allen anderen Übungen dieses Buches. Selbst wenn ich es nicht jedes Mal ausdrücklich erwähne, behalte es im Hinterkopf: »Tief atmen« bedeutet in diesem Zusammenhang, mühelos durch die Nase zu atmen. Die Nasenflügel bleiben locker, das Atemgeräusch ist leise und weich. Bei der Ausatmung wird nicht gepresst, der Atem darf von selbst ausfließen. Die Atmung bleibt ruhig, fließend und ohne Anstrengung.

SCHMERZATMUNG

Benötigtes Equipment: Matte

Bewusstes Atmen wie bei dieser Übung lenkt die Aufmerksamkeit vom Schmerz weg. Die langsame Atmung aktiviert den Parasympathikus, sodass Muskelanspannung und Schmerzempfindlichkeit sinken. Sie passt auch gut, wenn deine Muskeln so angespannt sind, dass du nicht schlafen kannst, oder wenn du dich verlegen hast und zurück in den Schlaf finden möchtest.

Du linderst auf sanfte Art und Weise Ganzkörperschmerzen und verlierst die Angst vor deinen Beschwerden. Dadurch schenkst du deinem Körper ein Gefühl von Sicherheit – das vegetative Nervensystem reguliert sich.

Lege dich bequem auf den Rücken und schließe die Augen. Konzentriere dich eine Weile auf deine Atmung und spüre, wie du ein- und wieder ausatmest. Lenke dann bewusst deine Atmung: Stelle dir vor, du atmest durch deine Schädeldecke ein, dein Atem fließt über den Rücken und durch den ganzen Körper. Stelle dir dann vor, wie du durch beide Füße ausatmest. Wiederhole diese Art zu atmen, bis du spürst, wie deine Schmerzen abnehmen.

Dauer: mindestens 10 bis 15 Atemzüge

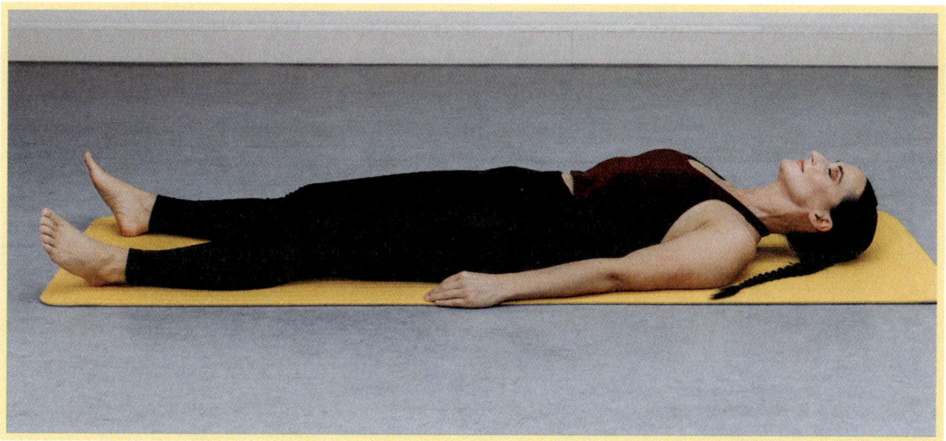

SCHÄDELATMUNG

Mit der Schädelatmung löst du Spannungen aus der *Falx cerebri* – eine feste Bindegewebsstruktur, die die beiden Gehirnhälften voneinander trennt. Dadurch kannst du gezielt Spannungen im Schädelinneren regulieren, die durch Stress bedingt sind und das vegetative Nervensystem zusätzlich reizen.

Die Übung ist bei stressbedingten Kopfschmerzen und bei lymphatischen Abflussstörungen im Gesicht ein echter Gamechanger. Sie kann ebenso bei Tinnitus und Schwindel unterstützen.

1. Führe eine Hand mit dem Daumen nach oben vorn zum Kinn und halte die zweite Hand wie ein Dach über dem Kopf. Dies ist die Position, in der du die Hände gleich in die Mundhöhle und mit direktem Kontakt auf den Kopf legst.
2. Drücke den Daumen einer Hand sanft an den harten Gaumen in der Mundhöhle. Konzentriere dich dabei auf deine Atmung. Wenn du möchtest, kannst du die Augen schließen. Lege die andere Hand flächig aufs Schädeldach. Schiebe den Daumen und die Hand auf dem Schädeldach mit der Einatmung mit leichtem Druck aufeinander zu. Lockere den Griff wieder mit der Ausatmung. Nimm dir nach der Übung einen Moment Zeit, um in dich hineinzuspüren.

Dauer: Nimm dir etwa 10 Atemzüge Zeit für die Übung.

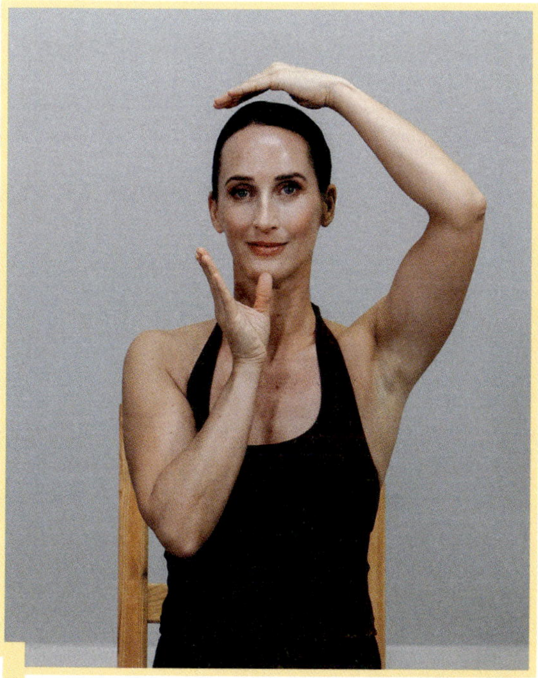

1

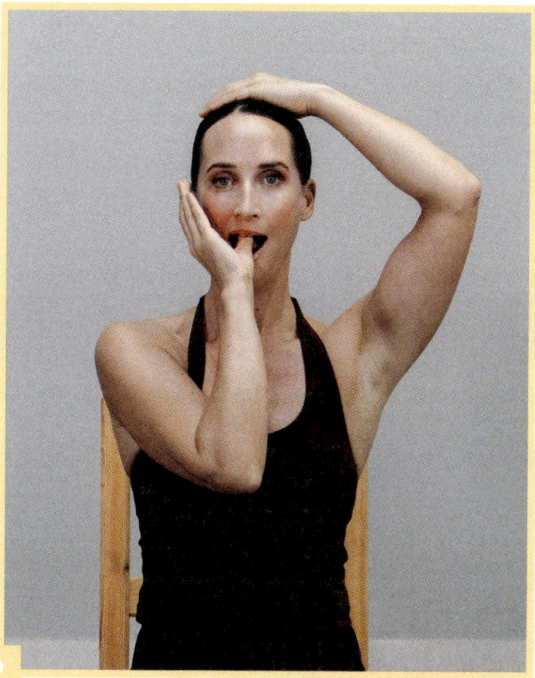

2

ZWERCHFELL LOCKERN

Benötigtes Equipment: Stuhl

Die manuelle Mobilisation des Zwerchfells hat viele körperliche und funktionelle Effekte, denn der größte Atemmuskel ist eng mit dem Vagusnerv verknüpft. Das Zwerchfell reagiert deshalb nicht nur auf Veränderungen in der Körperhaltung, sondern auch auf Ruhe- und Aktivitätsphasen. Wenn das vegetative Nervensystem dauerhaft angeschaltet bleibt, dann ist die Atmung schneller und flacher – das Zwerchfell spannt sich an. Andere Muskelgruppen reagieren darauf ebenfalls mit Anspannung, etwa der Beckenboden, die Rückenmuskeln und die Schulter-Nacken-Muskeln.

Die Übung mobilisiert das Zwerchfell umfassend: Die manuellen Griffe regulieren den Muskeltonus im Zwerchfell. Dadurch werden nicht nur die parasympathischen Nervenfasern aktiviert, es verbessern sich auch die Atemtiefe und der Blut- und Lymphfluss im Körper. Insgesamt bekommst du ein besseres Körpergefühl, eine aufrechte Haltung und baust viel Stress ab.

1. Setze dich aufrecht auf einen Stuhl, die Füße am Boden. Lege die Hände etwas unterhalb der Rippenbögen auf, sodass sich die Fingerkuppen mittig berühren.
2. Streiche 3- bis 5-mal mit etwas Druck über die Rippenbögen, von innen nach außen.
3. Beuge den Oberkörper anschließend nach vorn und tauche mit den Fingerkuppen beider Hände sanft in das Gewebe unter den Rippenbögen ein. Ist das Gewebe weich, kannst du sogar um die Rippenbögen herumgreifen.
4. Behalte diesen Griff und richte dich mit deiner nächsten Einatmung auf. Atme in der aufrechten Haltung 3- bis 5-mal ein und aus. Zum Lösen des Griffs lasse dich ausatmend wieder in die Beugung sinken und löse die Finger aus dem Gewebe. Nimm dir dann im Sitzen kurz etwas Zeit, um nachzuspüren.

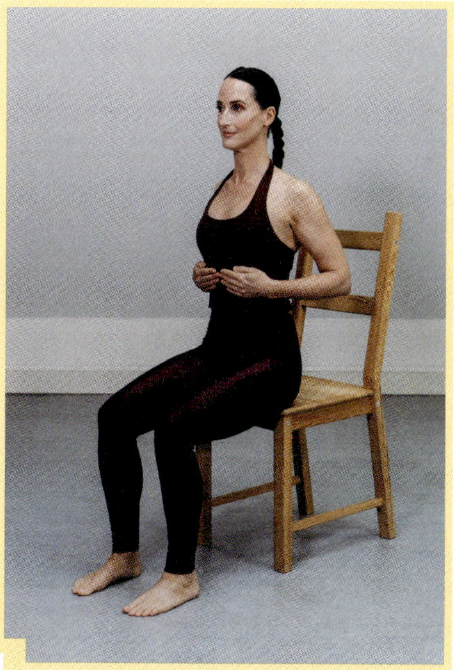

1

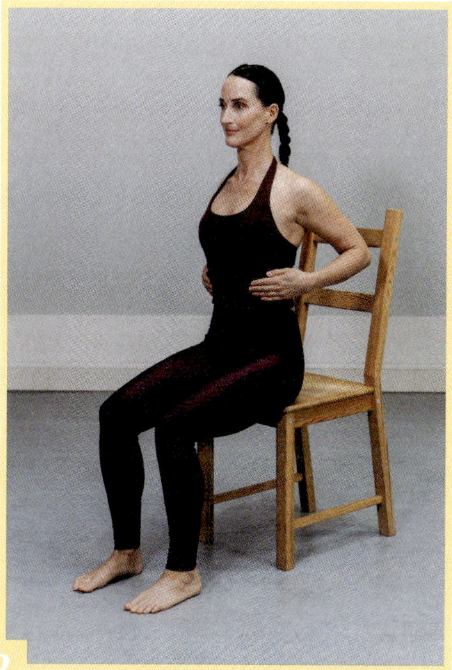

2

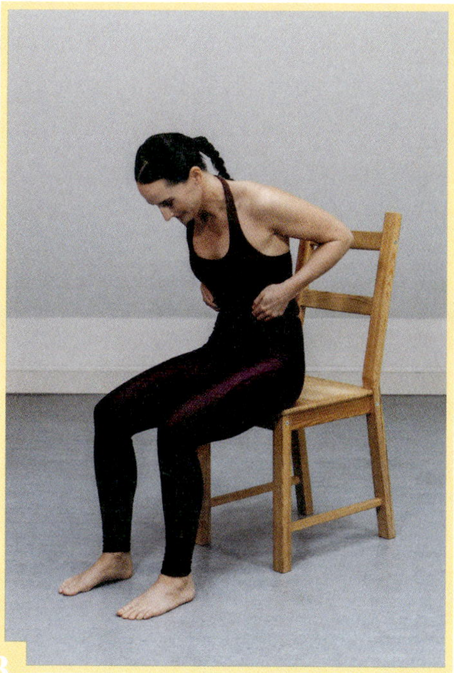

3

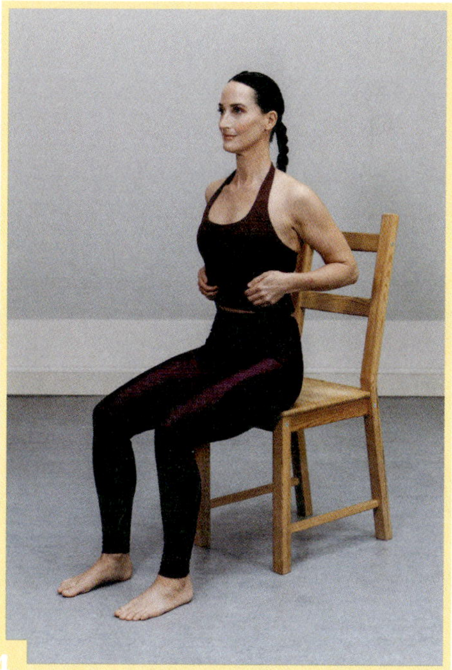

4

LOSLASSEN

Mit dieser Übung kannst du den Kopf klären, das Nervensystem regulieren und dich aktivieren oder entspannen – je nachdem, was du gerade brauchst. Dafür drückst du auf einen Punkt am Schädeldach, der in der chinesischen Medizin *Baihui* beziehungsweise auf Deutsch »Hundert Verbindungen« (Du Mai 20, kurz Du 20) genannt wird. Aus osteopathischer Sicht entspannt das Drücken dieses Punktes die Schädelnähte. Du findest ihn mittig auf dem Scheitelpunkt oben am Kopf auf einer gedachten Linie, die beide Ohrenspitzen verbindet (siehe Abbildung). Mit dem ersten Griff entspannst du die bindegewebige Struktur, die beide Gehirnhälften voneinander trennt *(Falx cerebri)*. Wenn es angenehm ist, kannst du hier leicht kreisend massieren.

Die Übung aktiviert den Parasympathikus und beruhigt den Geist bei Stress, innerer Unruhe und bei Schlafstörungen. Paradox, aber wichtig: Sie kann, je nach Zustand, aktivieren (bei Erschöpfung und Antriebslosigkeit) oder beruhigen (bei innerer Unruhe).

1. Setze dich aufrecht hin. Lege deine rechte Hand an den Hinterkopf und die linke Hand vorn auf die Stirn. Wenn du möchtest, schließe die Augen. Lasse deine Atmung etwa 4 Sekunden durch die Nase einfließen. Stelle dir beim Ausatmen vor, dass du mit deinem Atem einen Spiegel beschlägst, aber mit geschlossenem Mund. Atme für etwa 6 Sekunden aus. Es entsteht ein leises, rauschendes Atemgeräusch.
2. Sobald du Ruhe verspürst, nimm die Hand von der Stirn weg und lege die Zeigefinger- und Mittelfingerkuppe auf den im Text beschriebenen Punkt am Schädeldach auf. Dosiere den Druck für dich so, dass er angenehm spürbar ist.

Dauer: Atme in diesem Griff etwa 10 bis 15 Atemzüge, bis du innerlich deutlich ruhiger wirst. Dann wechsle zu dem Griff an Du 20. Halte ihn etwa 30 bis 60 Sekunden.

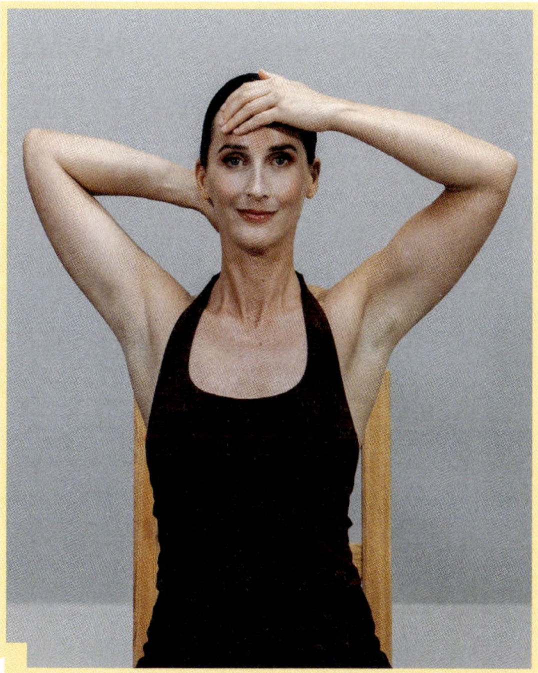

1

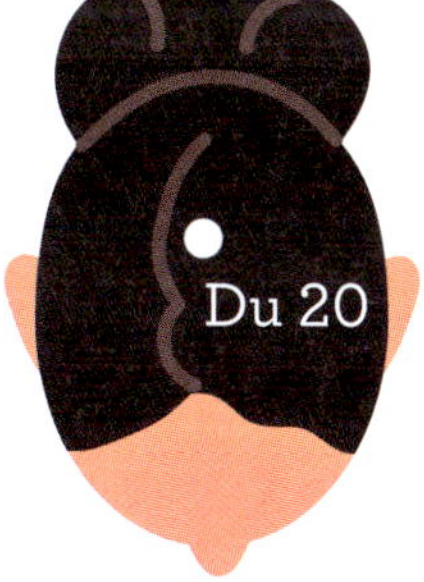

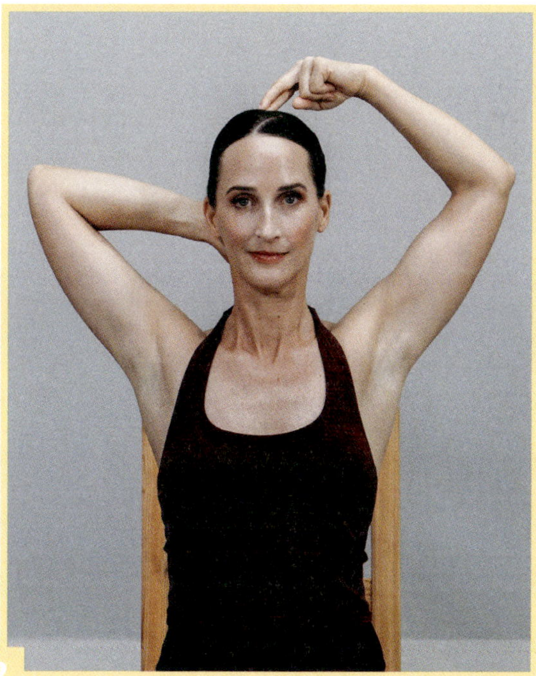

2

Teil 3: Übungen bei spezifischen vegetativen Beschwerden

Die folgenden Übungen setzen direkt an der Beschwerdeursache an, also an Disbalancen im Nervensystem. Sie lindern aber ebenso akute Symptome an Muskeln, Organen oder Faszien. Bei der Anwendung der Übungen hast du mehrere Optionen: Du kannst jede einzelne Übung alleinstehend üben und somit innerhalb kurzer Zeit – in einem Zeitraum von etwa 5 Minuten – auf bestimmte vegetative Symptome reagieren. Durch diese Übungsweise lassen sich die Beschwerden jedoch nicht in der Tiefe oder langfristig verändern. Dennoch lohnt es sich, sie im Büro, zwischendurch oder bei akutem Stress auszuführen.

Du kannst diese spezifischen Übungen aber auch mit anderen Übungen kombinieren und so noch mehr bewirken. Denn viele Symptome wie beispielsweise Tinnitus, Kopfschmerzen und Bruxismus basieren auf ähnlichen Spannungsmustern. Deswegen stelle ich dir zu den Übungsthemen jeweils einen Kombinationsvorschlag vor, der sich in meiner osteopathischen Praxis als Hausübung für Patienten bei den jeweiligen Symptomen bewährt hat. Damit kannst du deine Beschwerden effektiv angehen, ohne dass du ein großes Trainingsprogramm absolvieren musst, sodass du trotz vollem Terminplan regelmäßig üben kannst. Die Übungskombi besteht aus 2 bis 3 Übungen und nimmt etwa 10 bis 15 Minuten in Anspruch.

Ideal sind jedoch ganze Übungssequenzen, die in ihrer Wirkung aufeinander aufbauen und noch mehr in die Tiefe gehen. Mit ihnen kannst du nachhaltig Stress abbauen, für innere Balance und Widerstandskraft sorgen, sodass der Körper sich selbst regulieren und heilen kann. Die Sequenzen bestehen aus Körperwahrnehmung, Atmung und spezifischen Übungen aus diesem Kapitel, die fein aufeinander abgestimmt sind. Sie nehmen etwa 30 bis 60 Minuten Zeit in Anspruch. Ideal ist es, 1- bis 3-mal pro Woche eine solche Übungssequenz zu praktizieren. Mir ist bewusst, dass vielen Menschen nicht immer so viel Zeit zur Verfügung steht. Aber vielleicht kannst du dir ein Ziel setzen und dich langsam steigern. Die vollständigen Übungssequenzen zu bestimmten Symptomkomplexen findest du im dritten Kapitel ab Seite 150.

Muskuläre Verspannungen

Bei anhaltendem Stress hält der Sympathikus die Muskulatur dauerhaft unter Spannung. Ursprünglich ist diese Reaktion sinnvoll: Sie soll dir ermöglichen, bei Gefahr schnell zu reagieren, zu fliehen oder dich zu verteidigen. Normalerweise entspannt sich die Muskulatur wieder, sobald die Gefahr oder der Stressmoment vorbei ist. Im Dauerstress bleibt die Spannung jedoch bestehen. In diesem Übungsteil konzentrieren wir uns auf Muskelgruppen, die sich unter Dauerstress besonders stark anspannen, da sie zu den sogenannten Flucht- oder Schutzmuskeln zählen, also die Muskeln, die es unseren Vorfahren ermöglicht haben, in lebensbedrohlichen Lagen zu fliehen, sich zu schützen oder zu kämpfen. Dazu zählen der Schulter-Nacken-Bereich, der Kiefermuskel oder der große Hüftbeuger, der sowohl Ansatzpunkte an den Oberschenkeln als auch an der Lendenwirbelsäule und dem Zwerchfell hat.

- **Vegetative Einordnung:** Betroffene stehen unter Daueranspannung, der Sympathikus ist ständig aktiv. Hier braucht es eine vegetative Bremse, der Vagusnerv muss trainiert werden.
- **Häufige Ursachen:** chronischer Stress, traumatische oder psychische Belastungen, monotone Bewegungsmuster, hoher Leistungs- und Perfektionsdruck, chronische Erkrankungen oder Überreizung durch Informationsflut
- **Verstärker:** Langes Sitzen vor dem PC oder am Handy verstärkt die Verspannungen zusätzlich, besonders dann, wenn nicht für einen Ausgleich durch Bewegung wie Schwimmen, Stretchen oder Joggen gesorgt wird. Auch seelische Faktoren spielen eine Rolle: Der Schulter-Nacken-Bereich ist beispielsweise eng mit dem vegetativen Nervensystem und der Atmung verknüpft. Muskeln wie der Trapezmuskel oder die Schulterblattheber reagieren sensibel auf Leistungsdruck, hohe Selbstansprüche, unterdrückte Gefühle oder Überforderung. Die unteren Rückenmuskeln hingegen stehen oft im Zusammenhang mit Themen wie Sicherheit, Stabilität, Selbstfürsorge und Selbstwert. Muskelverspannungen können daher auch ein körperlicher Ausdruck dafür sein, dass emotionaler Stress für innere Anspannung sorgt.

Mein Tipp Lege nach den Übungen eine Wärmflasche oder ein Kirschkernkissen auf den verspannten Bereich. Ein längeres Basenbad am Abend vor dem Schlafengehen unterstützt die Muskelentspannung und beruhigt das vegetative Nervensystem. Danach kann man meist auch besser einschlafen.

Schulter-Nacken-Verspannungen

Sehr grob gesagt, kann man die Schulterblattheber, den Trapezmuskel und die tiefen Nackenmuskeln als Schulter-Nacken-Muskulatur zusammenfassen. Sie ermöglichen Haltung, Beweglichkeit und Stabilität von Kopf, Hals und Armen. Bei Stress ziehen viele Menschen unbewusst die Schultern hoch – eine unbewusste Schutzhaltung. Die Folgen sind häufig Verspannungen im Schulter-Nacken-Bereich, die in vielen Fällen von Kopfschmerzen und Bewegungseinschränkungen begleitet werden. In der folgenden Übung behandeln wir die angesprochene Muskulatur in ihrem Verlauf über den Hinterkopf, den Hals und die Schultern bis zum oberen Rücken.

DEHNEN UND CUPPEN

Benötigtes Equipment: Stuhl; zwei bis drei Cups, beispielsweise zwei gleich große, knautschbare Cups in mittlerer Stärke für die Halsmassage und einen kleineren, festeren Cup für die Durchblutungsförderung der seitlichen Halspartien

Cuppen ist eine Therapiemethode, bei der Saugglocken einen Unterdruck auf der Haut erzeugen. In der Übung verstärken wir den Effekt, indem wir die Halsmuskeln vordehnen und in die seitlichen Muskeln hineinatmen.

Die Übung fördert die Durchblutung, löst Muskelverspannungen am Hals und kann Nacken- und Kopfschmerzen lindern. Sie verbessert die Gleitfähigkeit der Halsfaszien. Dadurch löst sich Druck im gesamten Halsraum. Davon profitieren die Schilddrüse, der Kehlkopf und der Vagusnerv, der seitlich am Hals verläuft.

1. Setze dich aufrecht auf einen Stuhl, Füße am Boden.
2. Lege den linken Arm mit dem Handrücken hinten an den Rücken.
3. Neige das rechte Ohr zur rechten Schulter – die linke Halsseite wird gedehnt.
4. Verstärke die Dehnung, indem du den Kopf mit der rechten Hand etwas weiter in die Dehnung ziehst. Bleibe 5 Atemzüge in dieser Halsdehnung.
5. Löse dann die Hand und benutze sie zum Cuppen. Bleibe dabei in der Dehnung. Führe den Cup in mehreren Bahnen vom Ohr entlang des Halses bis zur Schulter, bis die Haut leicht rot wird.
6. Richte den Kopf dann wieder mittig auf. Nimm zwei gleich große Schröpf-Cups und massiere mit beiden Cups gleichzeitig den gesamten seitlichen und hinteren Halsbereich wieder in mehreren Bahnen von oben nach unten Richtung Schlüsselbeingruben.

Mein Tipp Die Übung lässt sich gut mit der Übung »Nasenspitze berühren« (Seite 87) kombinieren.

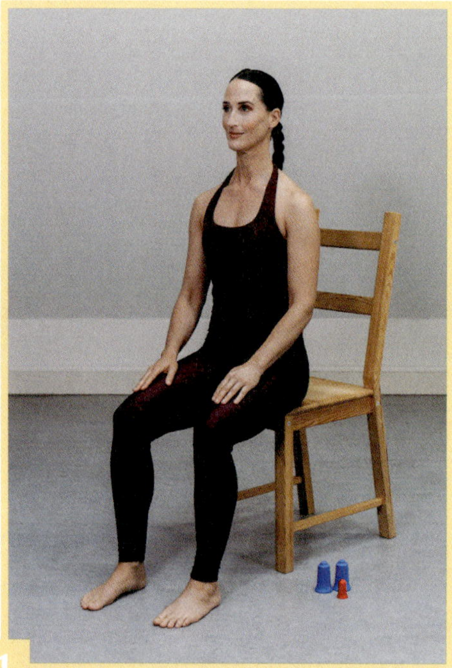

1

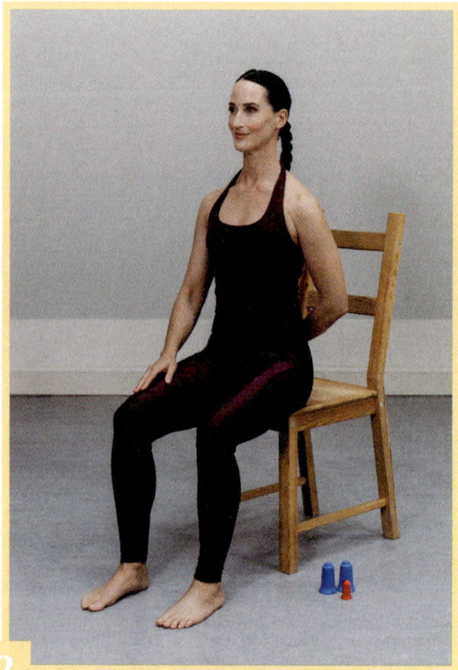

2

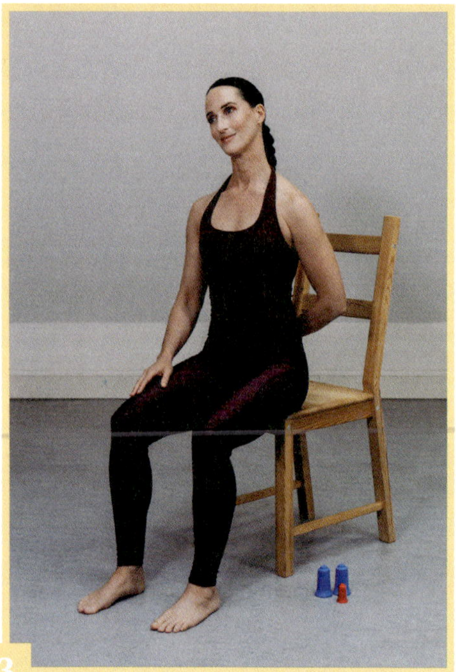

3

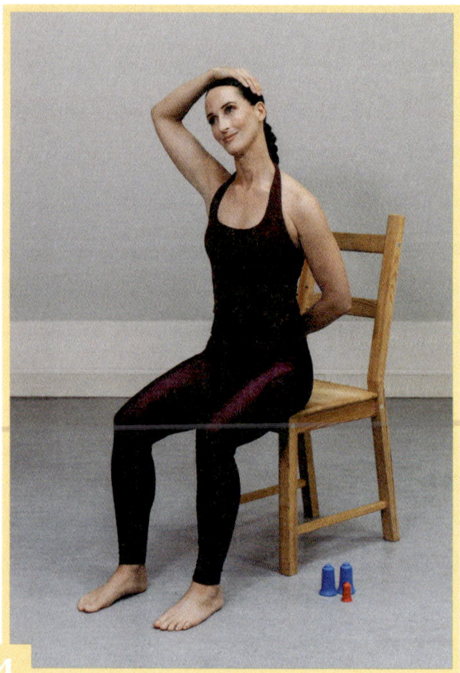

4

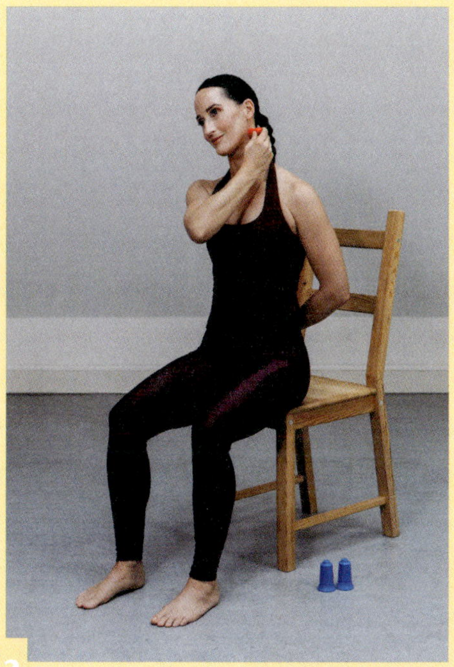

5a

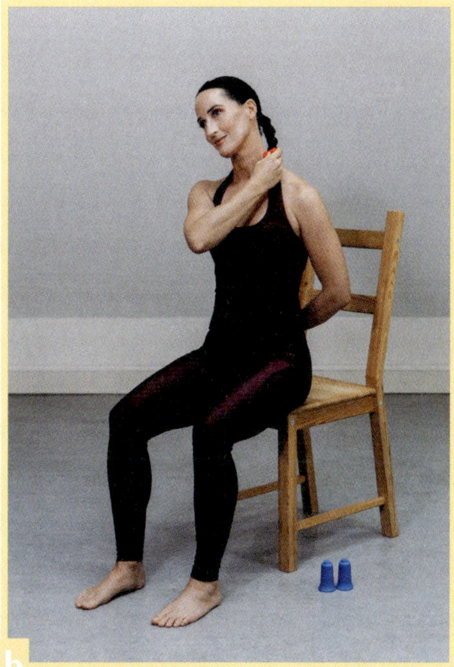

5b

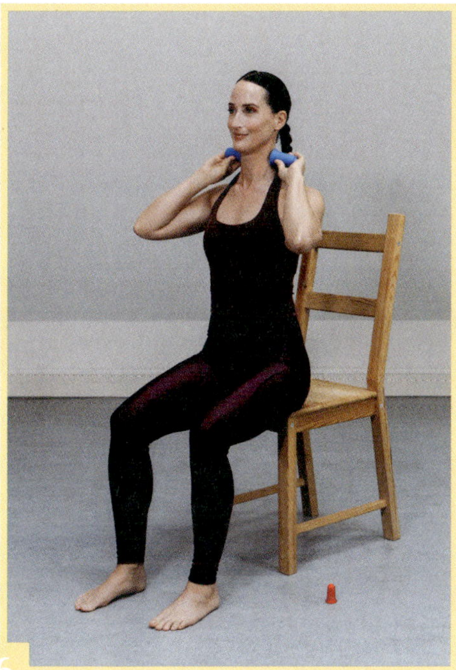

6

Hals-, Gesicht- und Kieferentspannung

Stress zeigt sich häufig im Bereich von Hals, Gesicht und Kiefer. Eine zentrale Rolle spielt dabei der Masseter-Muskel (Kaumuskulatur), der den Unterkiefer mit der Schläfen- und Gesichtsmuskulatur verbindet. Unter anhaltender Belastung pressen viele Menschen unbewusst die Zähne zusammen oder knirschen nachts, um innere Spannung abzubauen. Dies kann langfristig zu Verspannungen, Schmerzen und eingeschränkter Beweglichkeit führen.

Darüber hinaus verändert Stress auch die Gesichtsmimik. Wiederkehrende Spannungsmuster prägen sich sichtbar ein: Die sogenannte Zornesfalte zwischen den Augenbrauen, Sorgenlinien auf der Stirn oder ausgeprägte Nasolabialfalten lassen das Gesicht härter und unbeweglicher wirken. Bestimmte Muskeln bleiben dauerhaft aktiviert, während andere an Elastizität verlieren. Auch der Halsbereich reagiert sensibel. Bei anhaltender Anspannung kann sich die Halsfaszie verziehen, insbesondere wenn die Kau- und Mundbodenmuskulatur dauerhaft angespannt ist. Dies beeinflusst die Haltung, das Atmen und allgemeine Spannungsgefühle im oberen Körperbereich.

Die folgenden Übungen für Hals, Gesicht und Kiefer können regulierend wirken. Sie lassen sich sinnvoll miteinander kombinieren, helfen, Spannungen zu lösen und dem Gesicht so wieder mehr Weichheit und Ausdruck zu verleihen.

Stressbedingte Rückenschmerzen

Bei Dauerstress sitzt man oft länger und ohne sich zu bewegen und der Körper spannt sich an, er nimmt eine zusammengezogene Haltung ein. Der untere Rücken übernimmt dabei eine Schlüsselrolle, denn er zählt zu den zentralen Halte- und Spannungszonen. Stress macht sich dann vor allem im großen Hüftbeuger, dem Psoas-Muskel, bemerkbar. Im Dauerstress verbleibt dieser kräftige »Fluchtmuskel« im angespannten, verkürzten Zustand und zieht an der Lendenwirbelsäule, am Becken und an den Hüften. Das Ausschütten von Stresshormonen verstärkt diesen Zustand noch und die Schmerzempfindlichkeit nimmt zu.

NACKENTRAKTION

Benötigtes Equipment: Matte; Block oder Kissen (optional)

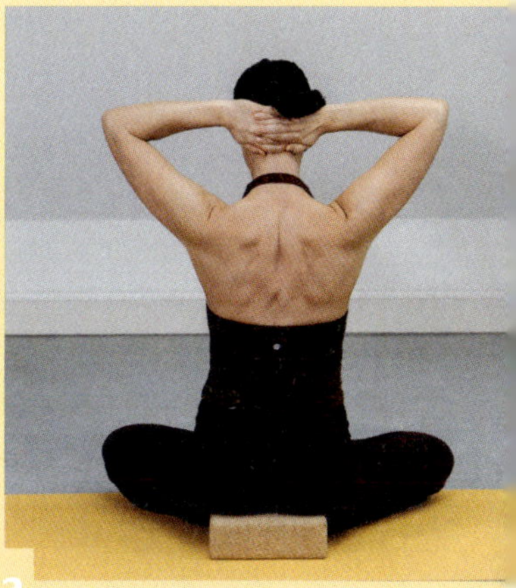

1a

Bei der Nackentraktion faltest du die Hände am Hinterkopf zusammen, und zwar so, dass sich die Daumenballen etwas unter den Knochen hinter den Ohren festhaken können, wie du es im Bild siehst. Übe in diesem Traktionsgriff Zug nach oben zur Decke aus. Spüre dabei, wie sich die Halswirbel nahe bei deinen Händen ganz leicht auseinanderziehen – ein sehr wohltuendes Gefühl, vor allem für Personen, die viel am Schreibtisch arbeiten, mit dem Handy beschäftigt sind, stricken oder lesen.

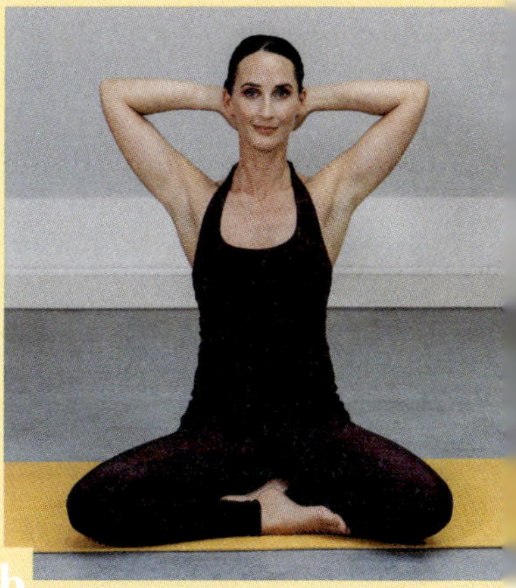

1b

Die Traktion entlastet die Halswirbelsäule und nimmt Druck aus dem Übergang vom Hals zum Kopf. Dadurch entspannt sich die umliegende Muskulatur, besonders die kurzen Nackenmuskeln können sich lösen. Die Übung lindert Muskelverspannungen und Kopfschmerzen und hilft bei leichtem Schwindel.

1 Setze dich im gemütlichen Schneidersitz aufrecht auf den Boden und lege die Hände wie gezeigt hinten an den Hals. Lasse die Ellenbogen und Schultern locker.

2 Beuge jetzt den Kopf ganz leicht nach vorn. Dabei dürfen die Ellenbogen ein bisschen einfallen. Konzentriere dich auf den Griff am Hals, schiebe mithilfe der Daumenballen die Halswirbel minimal auseinander und ziehe sie sanft Richtung Decke.

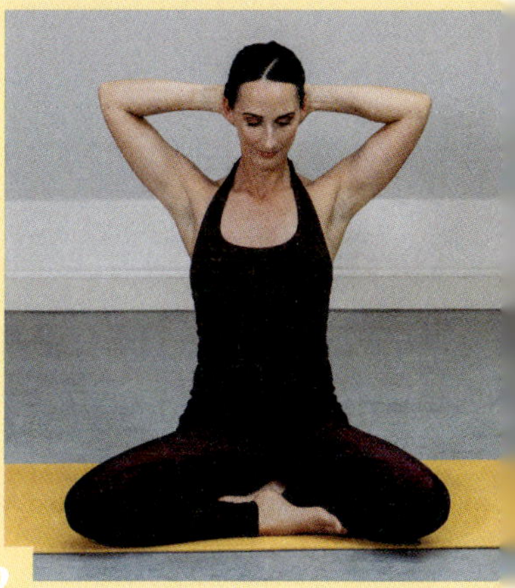

2

Baue die Übung langsam auf und beobachte deine Halswirbelsäule genau. Halte die Traktion für etwa 30 Sekunden und löse sie danach sanft und langsam auf.

GOLFBALLMASSAGE

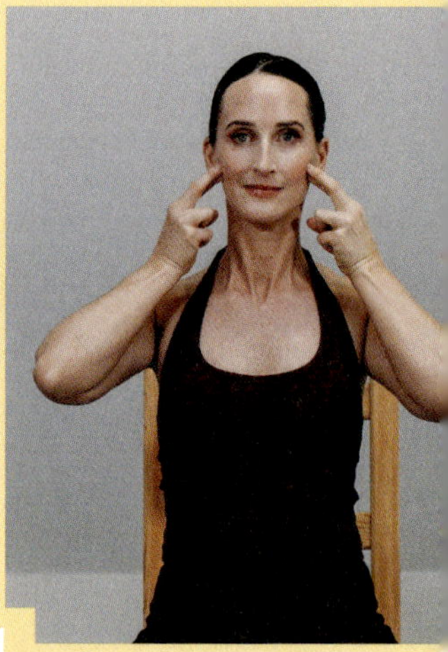

1

Benötigtes Equipment: Stuhl, Golfball

Bei dieser Übung ist es wichtig, dass der Mund leicht geöffnet ist, damit sich das Kiefergelenk entspannt. Den genauen Verlauf des Muskels kannst du dir auf Seite 25 ansehen. Bevor du den Golfball aufsetzt, lokalisiere den Muskel. Du findest ihn im Wangenbereich, indem du eine Kaubewegung machst. Übe den Druck an empfindlicheren Muskelstellen so aus, dass er zwar intensiv spürbar, aber noch gut tolerierbar ist.

Der Masseter-Muskel entspannt sich und wird besser durchblutet. Dadurch lassen sich der Mund und das Kiefergelenk besser bewegen. Die Übung hilft bei nächtlichem Bruxismus und bei morgendlichen Kopfschmerzen. Sie ist ein gutes Ventil, um im Alltag innere Spannungen abzubauen. Außerdem schützt sie deine Zähne vor Abrieb.

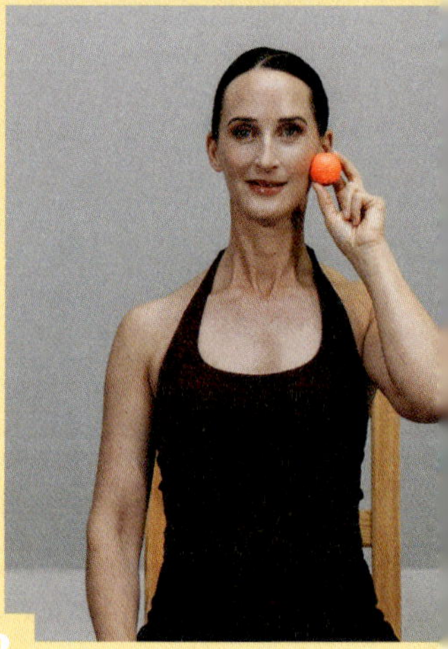

2

1. Setze dich aufrecht auf einen Stuhl, die Füße am Boden. Ertaste den Masseter-Muskel im Wangenbereich.
2. Setze dann den Golfball mit spürbarem Druck mittig auf den Muskel auf. Rolle den Ball entlang des Muskels und bleibe an Stellen, wo die Verspannung besonders deutlich ist, etwas länger. Dort kannst du auch kreisende Bewegungen ausführen, die sich intensiver anfühlen.

Dauer: Orientiere dich an einem Richtwert von etwa 30 bis 60 Sekunden. Massiere diese Stelle so lange, bis die Spannung nachlässt.

Mein Tipp Die Übung lässt sich gut mit der »Massage der inneren Flügelmuskeln« (Seite 104) und der »Schädeldrainage« (Seite 128) kombinieren.

NASENSPITZE BERÜHREN

Benötigtes Equipment: Stuhl

Achte darauf, den Mund leicht zu öffnen, damit sich das Kiefergelenk entspannt. Die Bewegung des Brustbeins nach unten ist so klein, dass sie kaum spürbar ist. Löse die Übung zum Abschluss langsam auf, denn du bist in einer intensiven Dehnung. Eine zu schnelle Bewegung kann die Halswirbelsäule irritieren und die Effekte verringern.

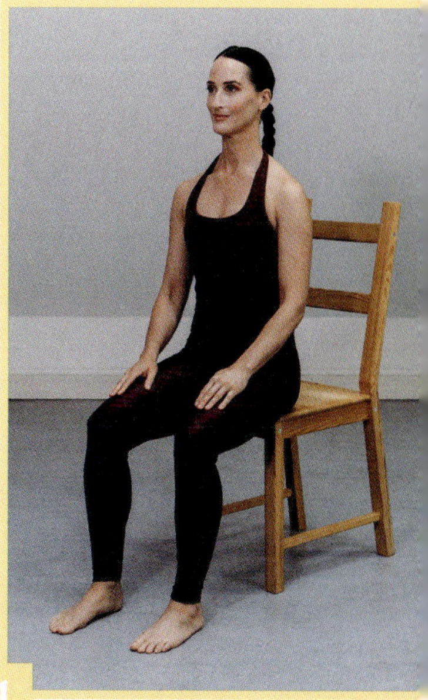

1

Die Übung entspannt den ganzen Kiefer- und Halsbereich sowie den Mundboden. Hier finden sich im Dauerstress enorm viele Spannungen, die sich über die Übung lösen können. Danach fühlt sich das Kiefergelenk freier an. Bei regelmäßiger Anwendung können sich durch die Übung auch Hustenreiz und chronisches Räusperbedürfnis auflösen.

1 Setze dich aufrecht auf einen Stuhl, die Füße stehen stabil am Boden.

2 Lege deine Hände übereinander auf das Brustbein. Gib Druck in die Tiefe, halte diesen Druck aufrecht und ziehe das Brustbein einige Millimeter nach unten Richtung Schoß – das ist eine sehr kleine Bewegung. Öffne den Mund ein wenig, lege den Kopf in den Nacken und schaue nach oben zur Decke. Strecke die Zunge weit raus und versuche, die Nasenspitze zu berühren. Atme dann 5 Atemzüge in den vorderen Halsbereich. Danach löse die Haltung langsam auf und führe den Kopf achtsam zurück in die Ausgangsstellung.

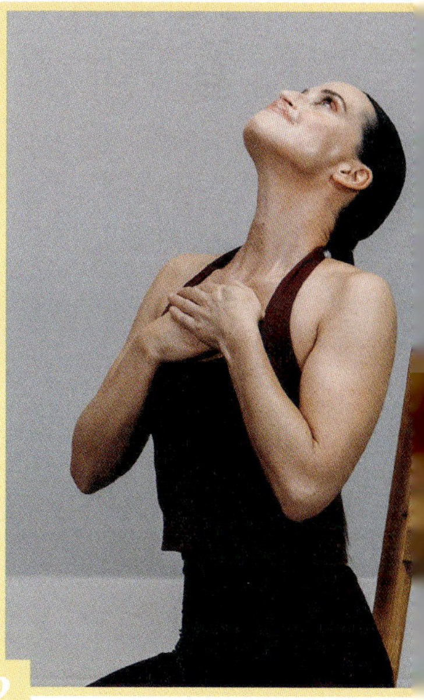

2

Mein Tipp Die Übung lässt sich gut mit »Dehnen und Cuppen« (Seite 81) kombinieren.

VAGUSNERV-DEHNUNG AM HALS

Benötigtes Equipment: Matte oder Stuhl

Der Vagusnerv verläuft vorne-seitlich über den Hals, ganz nah am Kehlkopf und an der Schilddrüse entlang. Hier können wir den Nerv direkter adressieren, indem wir ihn in der Tiefe unter Muskeln und Faszien greifen und mobilisieren. Der Griff fühlt sich zunächst etwas ungewohnt an, sei deshalb sehr bedacht und lasse die Finger sanft in das Gewebe einsinken, ohne etwas zu fordern. Unter deinen Händen wirst du den Pulsschlag und auch etwas von deinem Kehlkopf fühlen.

Die Übung reguliert vagale Spannung und lindert Symptome wie zwanghaftes Räuspern oder Hustenreiz. Sie führt zu einer verbesserten Blutversorgung im gesamten Schulter-, Kopf- und Nackenbereich und adressiert die inneren Organe im Brustkorb und Oberbauch. Dadurch lösen sich myofasziale Spannungen, aber auch stressbedingte Symptome im Magen-Darm-Trakt.

1. Setze dich gemütlich, aber aufgerichtet auf den Boden oder auf einen Stuhl. Lege beide Hände locker auf die Knie.
2. Umgreife mit der rechten Hand den Kehlkopf vorn am Hals. Lege dafür den Daumen rechts am Kehlkopf auf und die restlichen Finger sanft links neben dem Kehlkopf im muskulären Gewebe. Drehe den Kopf so weit wie es angenehm ist nach links, ohne dass die Fingerkuppen dabei den Kontakt zum Gewebe verlieren.
3. Komme kurz mit dem Kopf zur Mitte zurück, lege die Hand zurück aufs Bein, entspanne die Arme wieder und spüre kurz in den Hals hinein.
4. Dann wechsle die Seite. Nimm jetzt die linke Hand, umfasse sanft den Kehlkopf und drehe den Kopf nach rechts.
5. Komme zur Mitte zurück und streiche mit beiden Händen 5-mal über den ganzen Hals und vorn über die Brust.

Dauer: Halte den Griff jeweils über 3 bis 10 Atemzüge, so wie es sich gut für dich anfühlt.

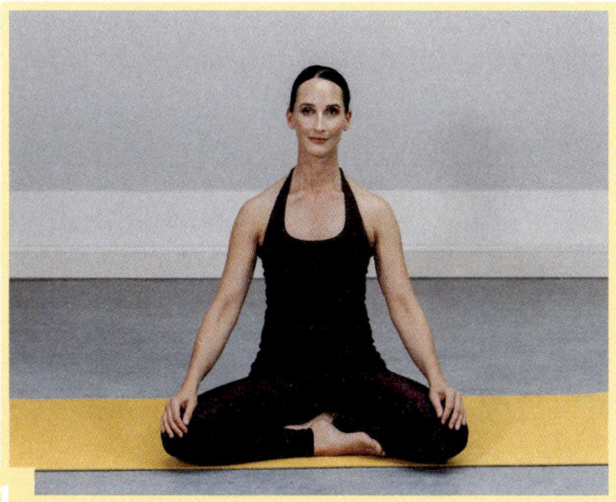

1

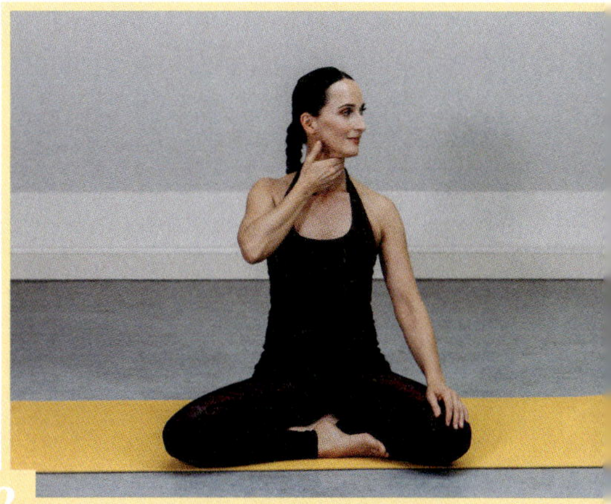

2

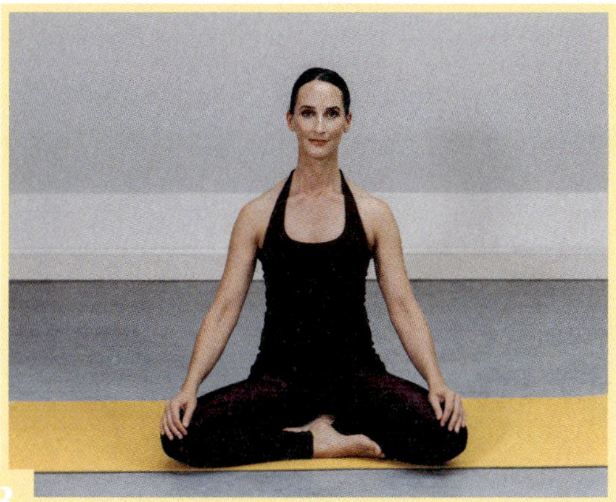

3

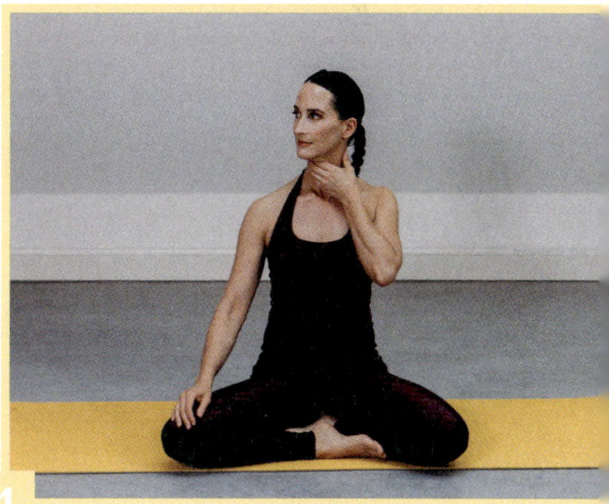

4

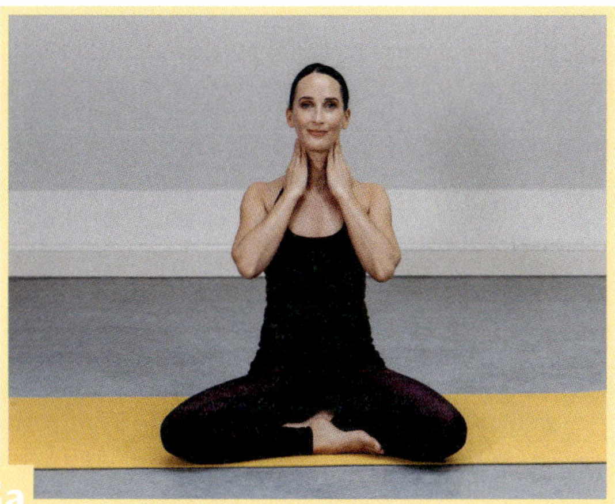

5a

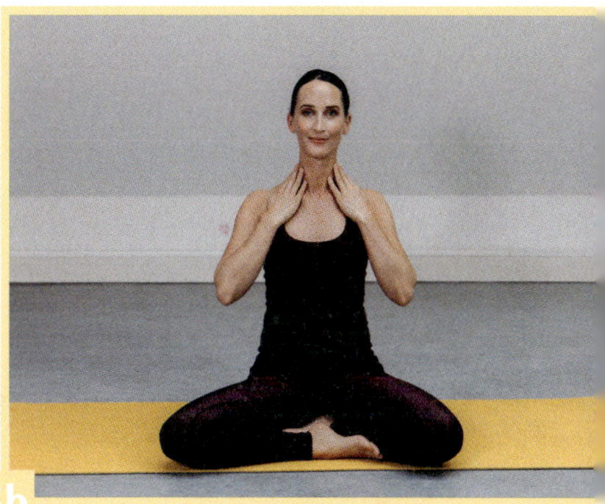

5b

ENTSPANNTER STIRNBEREICH

Benötigtes Equipment: Stuhl

Den Saugglocken-Effekt an der Stirn erzeugst du, indem du eine Hohlhand machst und dabei die Fingerkuppen und den Handballen etwas zueinander ziehst.

Druck und Unwohlsein im gesamten Kopfbereich lassen spürbar nach. Die Übung hilft besonders bei Spannungskopfschmerzen, der in die Augen und in die Stirn zieht. Diese Übung ist eine wertvolle Hilfe für Menschen, die viel am Computer oder Handy arbeiten. Bei regelmäßiger Anwendung kann sich in manchen Fällen sogar die Sehkraft verbessern.

1. Setze dich aufrecht auf einen Stuhl, die Füße am Boden. Lege eine Hand flächig auf die Stirn und erzeuge einen sanften Unterdruck – wie bei einer Saugglocke. Lasse deine Stirnhaut sanft in deine Handfläche hineinziehen.
2. Lege dann die freie Hand an den Hinterkopf – dorthin, wo der Hals zum Kopf übergeht. Erzeuge auch hier einen sanften Saugglocken-Unterdruck. Stelle dir dabei vor, wie du Stirn und Hinterhaupt leicht voneinander entfernst.
3. Lege danach beide Hände auf die Augen. Ziehe die Augen gefühlt in den Hinterkopf. Spüre, wie sich die Muskeln in den Augenhöhlen zusammenziehen. Halte kurz. Dann lass wieder locker.

Dauer: Halte den Sog für etwa eine halbe Minute – wenn es dir angenehm ist, gerne länger. Wiederhole das Augeneinziehen und Loslassen 3- bis 5-mal.

Mein Tipp Zu dieser Übung passt die »Augenmassage« von Seite 136.

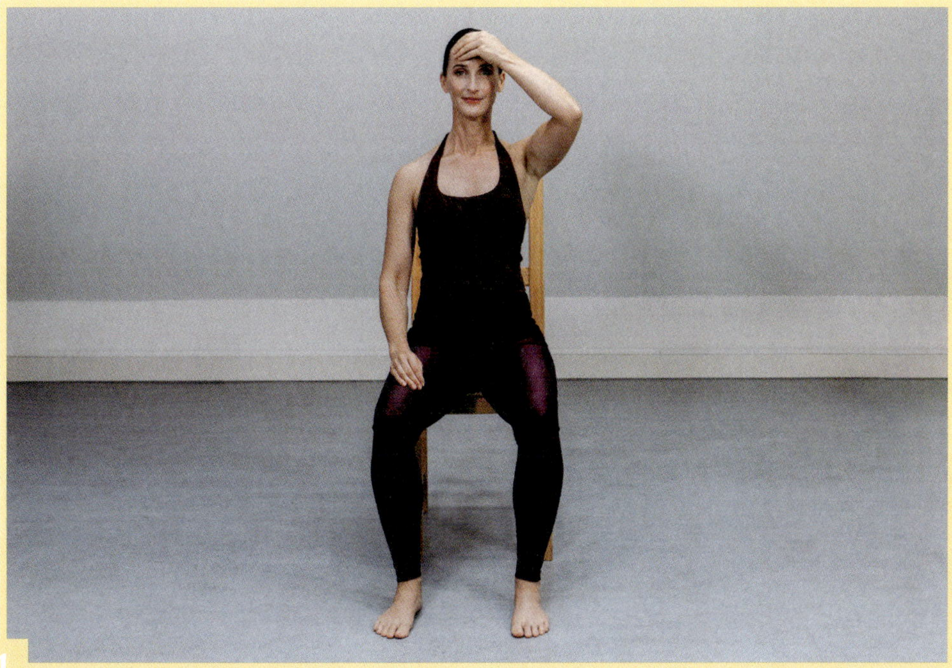

1

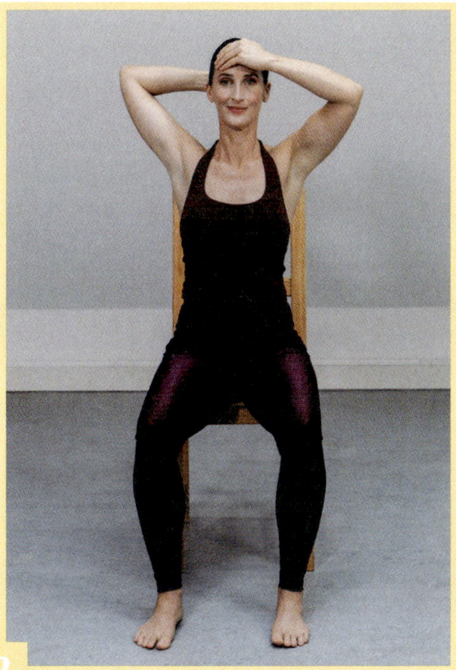

2

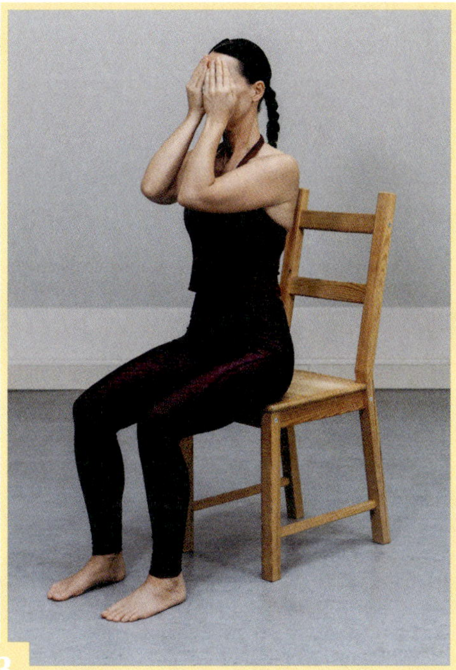

3

DEN RÜCKEN LOCKERN

Benötigtes Equipment: Matte

Achte bei der Übung auf lockere Arme und Beine und versuche, die einzelnen Wirbelsäulenabschnitte ohne viel Anspannung zu drehen. Bei der Übung kann es knacken – ein Zeichen dafür, dass sich Segmente des Rückens von selbst repositionieren.

Kleine Fehlstellungen in den Facettengelenken und den Wirbelsegmenten können sich von allein repositionieren, die Muskeln entspannen sich. Dadurch können Schmerzen oft gelindert werden und sich der Rücken wieder besser bewegen. Als Bonus energetisierst du über die Übung noch den Gallenblasen-Meridian – ein Energiegefäß aus der traditionellen chinesischen Medizin. Mehr Energie hier hilft bei Migräne oder bei Einschlafproblemen, die von Grübelei bestimmt sind.

1. Lege dich auf den Rücken und stelle die Füße hüftbreit auf dem Boden auf.
2. Strecke die Arme zur Decke aus, die Handflächen berühren sich.
3. Lasse beide Beine zur linken Seite und die Arme zur rechten Seite sinken. Lege den rechten Arm dabei locker zur Seite ab, die linke Hand liegt etwa in Höhe der Ellenbogenbeuge auf.
4. Drehe dann den Kopf zur linken Seite – so weit, wie es für dich angenehm ist.
5. Komme danach mit Armen, Kopf und Beinen zur Mitte zurück und wechsle zur anderen Seite: Beine nach rechts, Arme nach links, und drehe den Kopf nach rechts.
6. Ziehe die Knie abschließend an den Bauch, halte sie mit den Händen und wiege dich hin und her, bis sich der Rücken entspannt anfühlt.

Dauer: Halte die Position für 5 bis 10 Atemzüge, ehe du wechselst.

Meine Tipps Wiege dich abschließend in der Päckchen-Position sanft hin und her. Schenke deinem Rücken auf diese Weise eine kleine Massage. ■ Zu dieser Übung passt »Am Rücken ziehen« (Seite 122) und die »Globale Bauchmassage« (Seite 124).

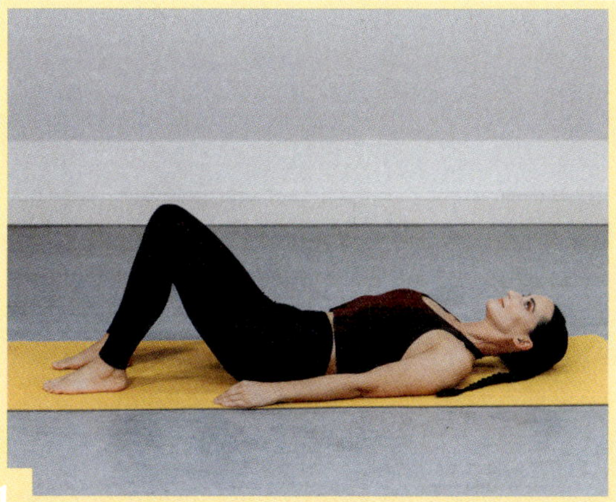
1

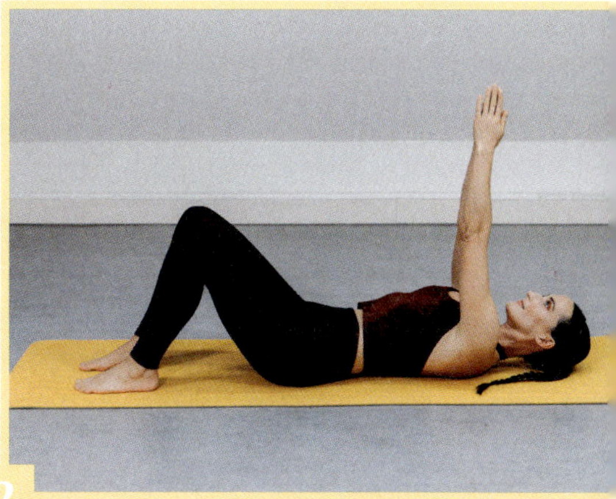
2

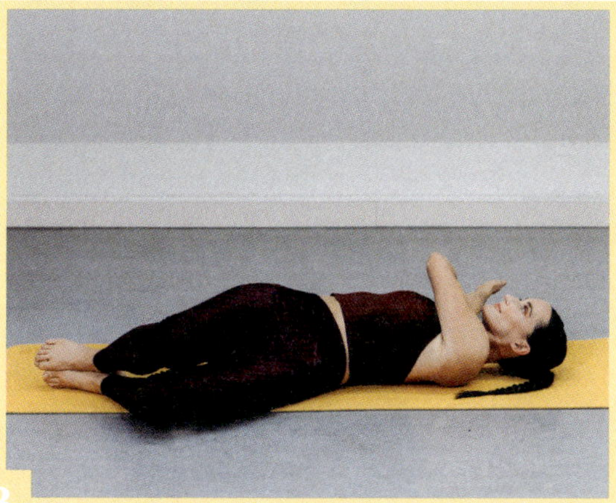
3

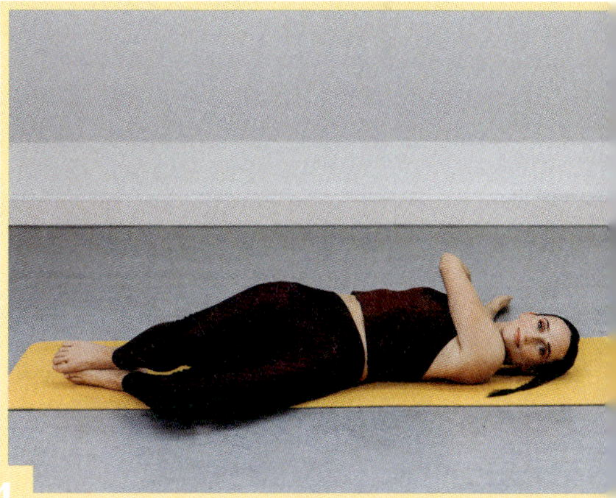
4

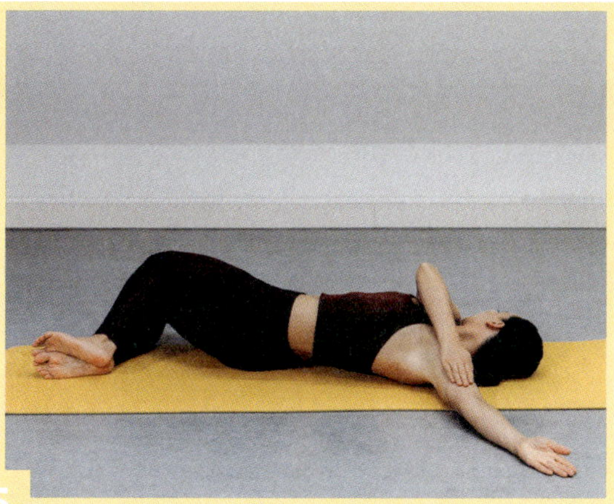
5

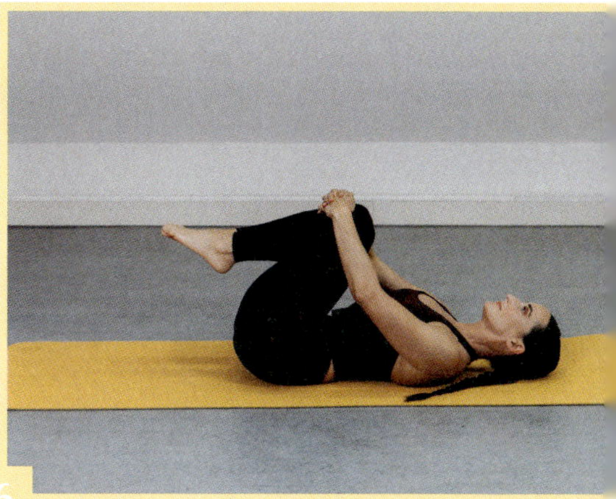
6

Stressbedingte Schlafprobleme

Dauerstress stört den Schlaf auf allen Ebenen: Er verhindert, dass wir einschlafen, weil das Gehirn noch Alarmbereitschaft registriert. Er fragmentiert den Tiefschlaf, denn der Körper ist selbst während der Nacht, wenn wir ruhen sollten, nie vollständig abgeschaltet, und er verkürzt die REM-Phasen (*Rapid Eye Movement*, »schnelle Augenbewegung«), sodass emotionale Verarbeitung ausbleibt (mehr zu den einzelnen Schlafphasen und ihre Bedeutung findest du im dritten Kapitel ab Seite 140). Dabei bleibt auch das körpereigene Stresssystem länger aktiv, als es eigentlich sinnvoll wäre: Stresshormone wie Cortisol werden weiter ausgeschüttet und signalisieren dem Körper unbewusst, wachsam zu bleiben. So fällt es schwer, wirklich in die Tiefe zu entspannen und regenerierende Schlafphasen zu erreichen.

Doch gleichzeitig verstärkt schlechter Schlaf auch das Stresslevel und entsprechende Symptome wie Konzentrationsprobleme, Tagesmüdigkeit oder Reizbarkeit. Betroffenen fällt es oft schwer, sich aus eigener Kraft aus diesem Teufelskreis zu befreien. Sie fühlen sich zunehmend erschöpft, weil Schlaf nicht mehr heilend und erholsam ist. Mit der Zeit kann sich der Körper regelrecht an diesen Zustand gewöhnen, sodass selbst kleine Belastungen ausreichen, um das System erneut in Alarmbereitschaft zu versetzen. Die folgenden Übungen helfen dir, besser ein- oder durchzuschlafen und Schlafhormone zu produzieren, die für guten Schlaf wichtig sind. Ein vollständiges Übungsprogramm für einen nachhaltig besseren Schlaf findest du ab Seite 146.

- **Vegetative Einordnung:** Das sympathische Nervensystem ist selbst im Schlaf noch chronisch angeschaltet. Der Körper bleibt in Alarmbereitschaft, selbst wenn man sich hinlegt. Dem Parasympathikus fehlen die Impulse zur Regulierung: Er kann den Körper nicht in den Ruhemodus führen. Das ist die Wurzel fast aller stressbedingten Schlafstörungen.
- **Häufige Ursachen:** Dauerstress mit Irritationen innerhalb der biologischen Körperrhythmen und der Bildung von Schlafhormonen; zusätzlich begünstigen künstliche Lichtquellen am Abend (vor allem Blaulicht) eine Verschiebung des Schlaf-wach-Rhythmus.

- **Verstärker:** späte mentale Aktivierung durch Gedanken oder Bildschirmarbeit und Medienkonsum, unverarbeiteter Tagesstress, unregelmäßiger Schlafrhythmus, übermäßige Aktivität am Abend, üppiges Essen vor dem Schlafengehen, Alkohol und Kaffee, hormoneller Stress, etwa während der Wechseljahre, bei Nebennierenreizung oder bei Überlastung in der zweiten Phase des weiblichen Zyklus

Vermittle deinem Körper vor dem Schlafengehen ein Gefühl von Sicherheit, damit vagale Impulse besser greifen können: Nutze beruhigende Düfte, etwa ein Lavendel-Kissenspray, lies etwas in einem Buch, schaue vor dem Schlafengehen keine verstörenden, aufwühlenden Nachrichten und schlafe mit einer Schlafmaske. Die Dunkelheit trägt dazu bei, mehr Melatonin zu bilden. Das Schlafhormon hilft dir, in den Schlaf zu kommen. Zusätzlich kannst du deine Schlafumgebung bewusst ruhiger gestalten: Gedämpftes, indirektes Licht, möglichst wenig Geräusche oder eine angenehme Raumtemperatur unterstützen deinen Körper dabei, herunterzufahren. Weitere Ideen, wie du deinen Schlaf verbessern kannst, findest du auf Seite 145. Wenn du solche kleinen Rituale regelmäßig wiederholst, lernt dein Körper mit der Zeit, dass jetzt die Phase der Erholung beginnt.

LEICHTER EINSCHLAFEN: RELEASE FÜR DEN PSOAS-MUSKEL

Benötigtes Equipment: Matte, Augenmaske

Der Hüftbeuger beziehungsweise Psoas-Muskel unterscheidet sich von den typischen Stressmuskeln vor allem durch seine tiefe Lage und seine nervale Verschaltung. Der Muskel wird von Nerven aus dem lumbalen Netzwerk versorgt, die eng mit dem Sympathikus verbunden sind. Er reagiert besonders sensibel auf emotionalen Stress und innere Unruhefaktoren, die beim Einschlafen hinderlich sind und wach halten. Lege dir für die Übung ein Augenkissen bereit.

Der Release für den Hüftbeuger entspannt diesen Muskel auf allen Ebenen. Dem Gehirn wird signalisiert, dass alles in Ordnung ist, und der Parasympathikus schaltet sich ein. Dadurch entspannt sich nicht nur der gesamte untere Rücken. Vielmehr geht es hier um emotionale Erleichterung und Pause im Gedankenkarussell. Die Veränderungen sind messbar: Schalte bei der Übung doch mal deine Smartwatch ein und überprüfe, wie sich die Herzratenvariabilität verändert und der Stressmodus auf Entspannung beziehungsweise Ruhe umschaltet.

1. Lege dich auf den Rücken und stelle die Füße hüftbreit auf den Boden. Lege die Knie locker aneinander. Schließe die Augen.
2. Setze die Augenmaske auf und lege deine Hände flächig auf den Bauch. Lasse den Atem nach und nach sanfter in den Bauch fließen und spüre die Atembewegung wie einen ruhigen, fließenden Rhythmus unter deinen Händen. Versuche dabei, die Ausatmung ohne Anstrengung etwas zu verlängern.

Dauer: Bleibe für 5 bis 10 Minuten in dieser Position.

Mein Tipp Ätherische Öle wie Lavendel- oder Melissenöl fördern den Schlaf und beruhigen. Bei der Übung kannst du dir einen Tropfen davon unter die Nase reiben oder 1 bis 3 Tropfen auf die Außenseite der Maske geben.

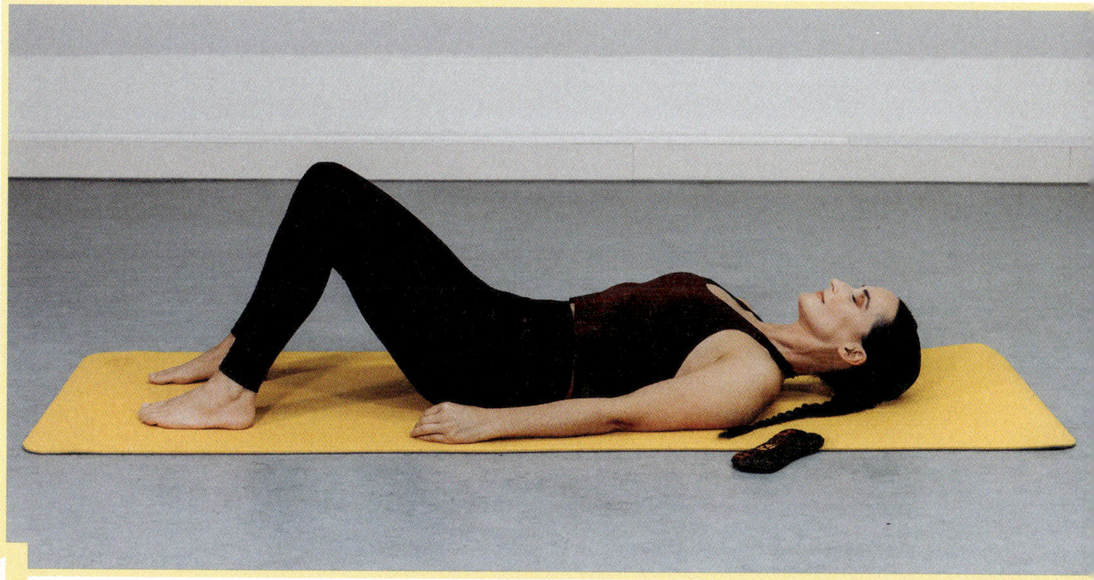

1

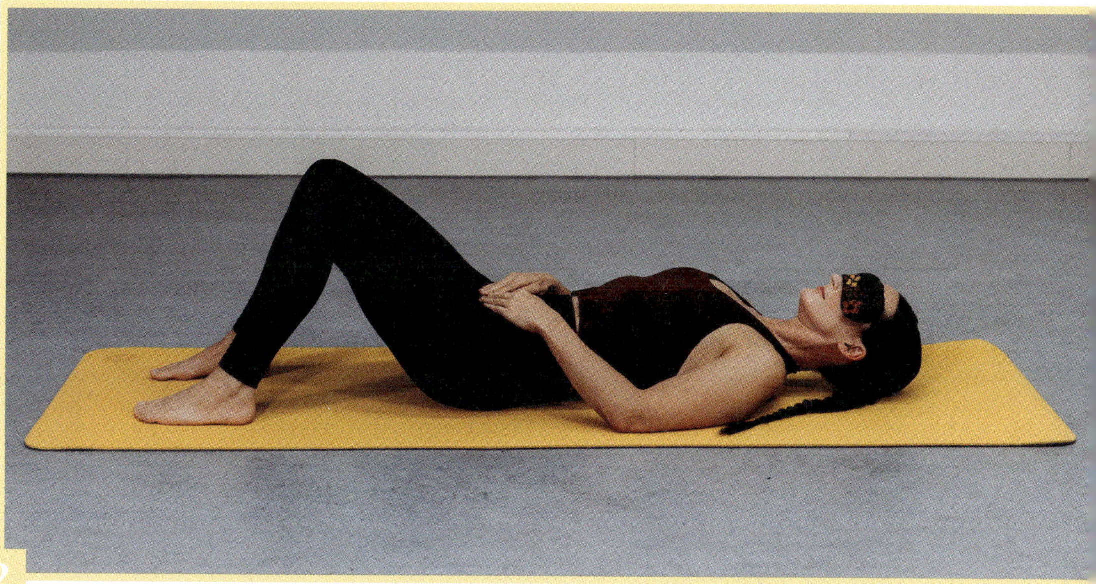

2

BESSER DURCHSCHLAFEN: LEBERDRAINAGE MIT HU-ATMUNG

Benötigtes Equipment: Matte

Eine gestresste Leber kann den Schlaf stören, weil sie nachts eigentlich entgiften und den Stoffwechsel regulieren soll. Besonders aktiv ist sie zwischen ein und drei Uhr. Wenn sie durch chronischen Stress, fettes Essen, Medikamente, Alkohol, Mikrobiomstörungen und dergleichen überlastet ist, wachen Betroffene in diesem Zeitraum häufiger auf und können nur schwer wieder einschlafen. Um die Leistungsfähigkeit der Leber insgesamt anzukurbeln, können wir sogenannte heilende Laute aus der traditionellen chinesischen Medizin als Unterstützung in die folgende Übung einbinden.

Typisch ist: Das Einschlafen klappt meist, doch das Aufwachen in der Nacht ist von Hitzegefühl und Grübeln begleitet. Die Leberdrainage verbessert die Organfunktion, die Hu-Atmung bringt die Leberzellen in eine harmonische Schwingung. Dadurch wird die Sympathikusaktivität gedämpft und das Einschlafen fällt leichter.

Die Übung entlastet die Leber und sorgt für einen besseren Lymph- und Blutfluss. Dadurch können sich Völlegefühl im Bauchraum auflösen, die Atmung vertiefen oder die Schlafqualität verbessern. Sie hilft auch, wenn Grübelei das Einschlafen verhindert.

1. Lege dich auf den Rücken, stelle die Füße hüftbreit am Boden auf und stütze die Knie locker aneinander.
2. Lege die Hände flächig auf den Bereich des rechten Rippenbogens – darunter befindet sich die Leber. Atme bewusst und spüre die Wärme, die unter deinen Händen entsteht. Atme dann ein und mit einem »Huuu« durch den Mund wieder aus. Übe dabei Druck in den Rippenbogen aus, so als wolltest du ihn etwas Richtung Boden schieben. Halte den Druck während der nächsten Atemzüge und atme weiter auf »Huuu« aus. Wiederhole das 5-mal. Atme in der sechsten Einatmung vollständig ein und lasse am Ende den Druck und die Hände blitzschnell los. Bleibe danach noch einen Moment ruhig liegen, damit sich die Leber neu ausrichten kann.

Dauer: Führe die Hu-Atmung über 5 Atemzüge aus und bleibe danach noch einen Moment liegen, damit sich die Leber neu ausrichten kann.

Mein Tipp Zu der Übung passen die Übungen »Zwerchfell lockern« von Seite 74 und die »Schmerzatmung« von Seite 71.

Hinweis: Die Leberdrainage sollte bei Herzproblemen und Lebererkrankungen nicht eigenständig als Selbstbehandlung durchgeführt werden. Hole dir dann in Rücksprache mit deinem Arzt oder deiner Ärztin Hilfe von einer Osteopathin oder einem Osteopathen und lasse die Leber professionell mit viszeraler Osteopathie behandeln.

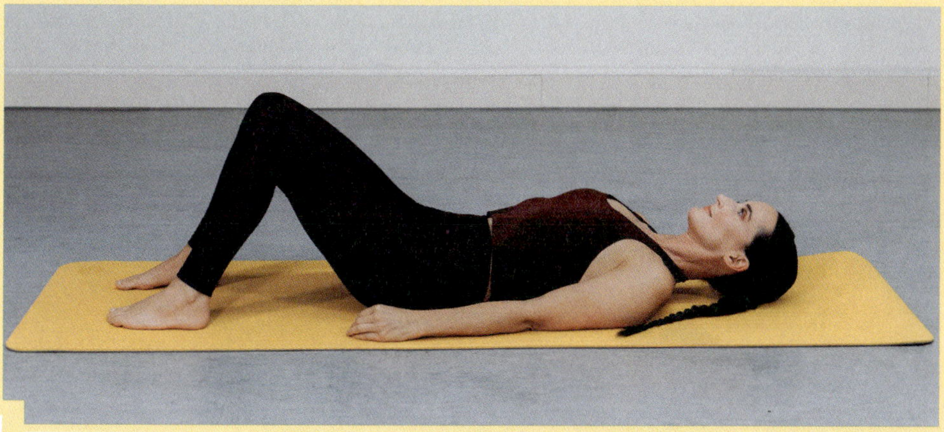

1

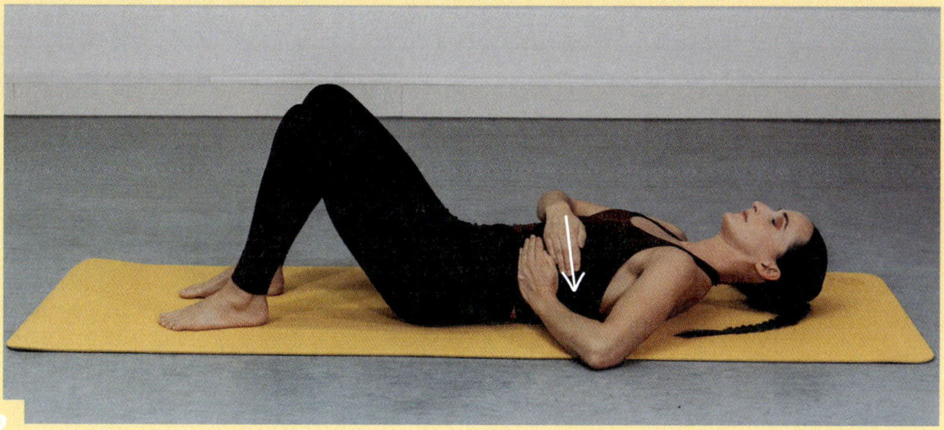

2

TIEF SCHLAFEN: SCHÜTTELÜBUNG

Bei Tieren wie Hund, Pferd oder Katze können wir oft beobachten, wie sie sich nach einem Schreck, nach Stress oder einem Schock erst mal richtig durchschütteln. Das Schütteln verhindert, dass sich der Schreck festsetzt, Stress wird nicht gespeichert.

Uns Menschen würde das auch guttun, doch wir sind eher so erzogen, dass wir uns zusammenreißen. So verbleibt die Spannung im Körper. In der osteopathischen Behandlung nutze ich den Trick der Tiere häufiger zu Beginn oder zum Abschluss – immer dann, wenn ich möchte, dass sich Spannung löst oder sich der Behandelte nach der Behandlung wohl und sicher fühlt und sich der Körper leichter regulieren kann. Wenn du die Schüttelübung im Bett ausführst und du zurück in den Schlaf finden willst, dann passt dazu die Übung »Loslassen« (Seite 76) oder der »CV-4-Griff« (Seite 66).

Das Schütteln im Stehen baut überschüssige Stressenergien ab, die sonst zu kreisenden Gedanken und innerer Unruhe führen. Im Sitzen und Liegen wirkt das Schütteln beruhigend. Es vermittelt ein Gefühl von Geborgenheit, Schutz und Sicherheit. Dadurch aktiviert sich der Parasympathikus und führt den Körper in die Ruhe.

1. Stelle dich hin und schüttele dich aus. Beginne mit kleinen, ruhigen Schüttelungen in den Füßen, den Fingern oder mit Drehungen des Kopfes.
2. Werde dann schneller und schüttele größere Körperteile: die Beine und Arme oder den ganzen Oberkörper – sei hier ganz intuitiv und erfinderisch. Wenn du möchtest, schließe dabei die Augen oder schüttele dich zur Musik.

Meine Tipps Wenn es dir schwerfällt, einzuschlafen, dann schüttele dich etwa 30 Minuten vor dem Schlafengehen für 3 bis 5 Minuten im Stehen aus. Solltest du nachts aufwachen und schwer wieder einschlafen, dann setze dich kurz auf oder lege dich auf den Rücken, lege die Hände auf den Bauchraum und schüttele dich sanft zurück in den Schlaf. Du kannst auch eine Hand auf den Bauch und eine auf den Herzraum legen. ▪ Wenn der Schlaf nachts unterbrochen wird, setze dich kurz auf und lege die Hände auf den Bauch und den Brustbereich. Spüre kurz in die Wärme unter den Händen und beginne beide Hände gegenläufig sanft zu schütteln. Lasse die Schultern dabei locker. Noch bequemer: Schüttele dich sanft in der Rückenlage zurück in den Schlaf.

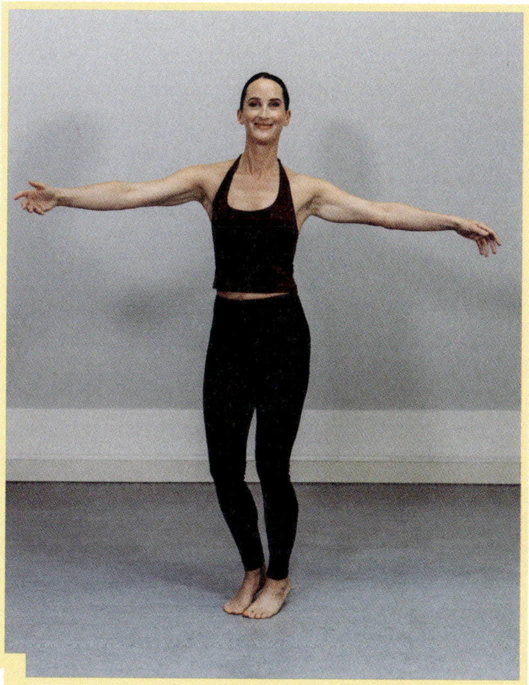

1

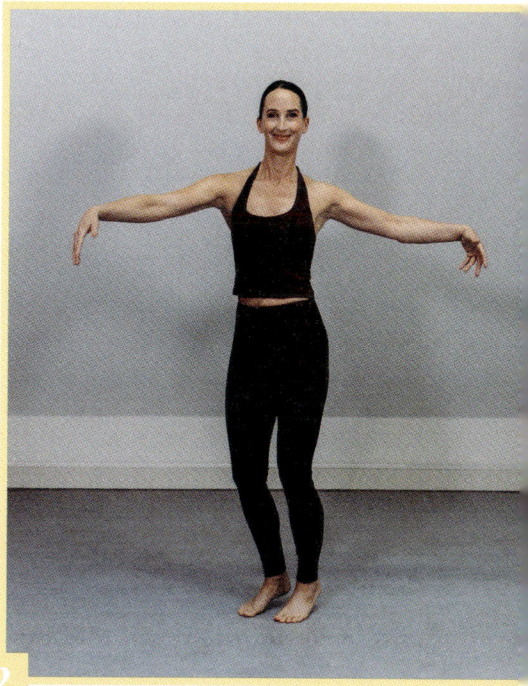

2

Zähneknirschen

Zähneknirschen, oder auch *Bruxismus*, ist kein Zeichen von Schwäche, sondern ein Signal des Nervensystems, dass innere Spannung nicht ausreichend verarbeitet wird. Deshalb sucht sich der Körper ein Ventil und findet es in der Kaumuskulatur – zu der äußerst starke Muskeln gehören. Das nächtliche Zähnepressen und -knirschen setzt enorme Kräfte frei. Die Schäden an den Zähnen sind mitunter sehr groß! Dennoch bemerken viele Betroffene erst, dass sie an Bruxismus leiden, wenn es der Zahnarzt aufdeckt. Doch es gibt drei Frühsymptome, die dich alarmieren sollten: morgendliche Kopfschmerzen, Zahnabdrücke an den Zungenrändern oder ein verändertes Kaugefühl. Du kannst alle Übungen aus diesem Themenabschnitt wirkverstärkend miteinander kombinieren oder den Ergänzungsvorschlag ausprobieren, der direkt zu den Übungen gegeben wird.

- **Vegetative Einordnung:** Die sympathische Grundspannung bleibt auch im Schlaf aktiv. Der Körper befindet sich trotz Schlaf nicht vollständig im Regenerationsmodus. Es kommt zu muskulärer Anspannung, in der der Kiefermuskel als Stressventil dient und sich über Zähneknirschen entlädt. Lerne, den Parasympathikus über Atemübungen oder sanfte Schulter-Nacken-Massagen vor dem Schlafengehen gezielter zu adressieren, damit der Körper leichter in den Ruhemodus schalten kann.
- **Häufige Ursachen:** unterdrückter Stress und Ärger, hoher innerer Leistungsdruck, fehlende Entspannungsroutinen vor dem Schlafen
- **Verstärker:** emotionale Instabilität, Leistungsdruck, Fehlbiss und Fehlhaltung

Mein Tipp Eine reine Behandlung der Zähne, zum Beispiel mit einer Zahnschiene, kann die Zähne vor Abrieb schützen, löst aber nicht die Ursache. Nachhaltige Entlastung entsteht erst durch Stressreduktion und Regulation des Nervensystems. Entspannungsübungen und Stressmanagement können helfen, das muskuläre Gleichgewicht wiederherzustellen und Folgeschäden zu verhindern.

MASSETER-MASSAGE

Benötigtes Equipment: Stuhl

Der Masseter ist ein starker Kaumuskel, der beim Zubeißen und beim Kauen wichtig ist. Die Kaumuskulatur reagiert im Stress und bei emotionaler Anspannung für gewöhnlich überaktiv und setzt dann mitunter starke Kräfte frei, die für Schmerzen und Kopfweh sorgen oder die Zähne verletzen können.

Lokalisiere in der Übung zunächst den Masseter-Muskel. Du findest ihn beim Kauen unter dem Jochbein an der Wange.

Die Übung lindert Kiefergelenks- und Zahnprobleme, Bruxismus, Tinnitus und morgendliche Kopfschmerzen. Sie hilft, aufgestaute Wut oder Frust loszulassen und verhindert starken Zahnabrieb.

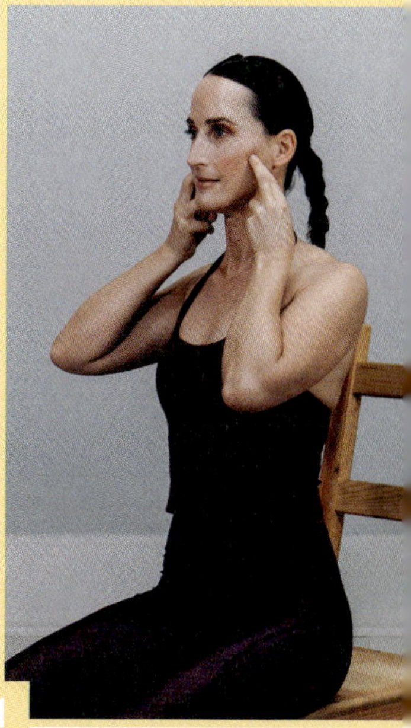

1

1. Setze dich aufrecht auf einen Stuhl, die Füße am Boden. Lokalisiere den Masseter auf der rechten Seite im Gesicht. Lege den Daumen von innen an die Wange, die restlichen Finger liegen flächig außen auf der Wange auf.
2. Streiche die Wange dann mit den Fingern aus. Beginne unterhalb des Jochbeins und massiere bis nach unten zum Kinn. Der Daumen liegt von innen nur auf und stabilisiert den Griff.

Dauer: Führe die Massage so lange aus, bis sich der Muskel lockert, was nach etwa 30 bis 60 Sekunden der Fall ist. Wechsle dann die Seite.

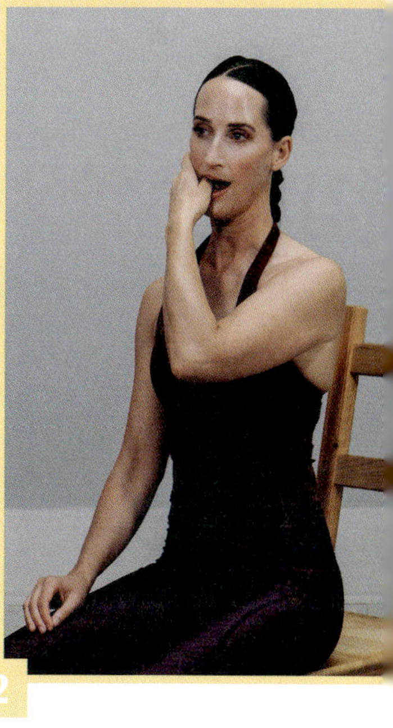

2

Mein Tipp Die Übung lässt sich gut mit der »Schädelatmung« (Seite 72) kombinieren oder mit »Earpull und Ohrmassage« (Seite 130).

MASSAGE DER INNEREN FLÜGELMUSKELN

Benötigtes Equipment: Stuhl

Die *Pterygoidei*-Muskulatur steuert die Feinabstimmung des Kiefers und ist wichtig für die Mundöffnung. Die Flügelmuskeln im Mundinneren reagieren im Stress und bei emotionaler Anspannung häufig überaktiv. Der Muskel ist sehr empfindlich und der Griff kann in den ersten Sekunden etwas Schmerz auslösen. Dosiere den Druck so, dass er intensiv, aber gut aushaltbar ist.

Nach der Übung kannst du den Mund messbar weiter öffnen. Sie lindert Kiefergelenksprobleme, Kopfschmerzen oder Tinnitus und baut Stress ab.

1. Schiebe den Zeigefinger im Mund an der Außenseite der oberen Zahnreihe an der Wange entlang, bis hinter die letzten Backenzähne.
2. Drücke dort in das weiche Gewebe, wo es sich etwas schmerzempfindlich anfühlt. Wenn die Empfindlichkeit nachlässt, kannst du den Mund zusätzlich 5-mal öffnen und schließen und danach die Übung beenden.

Dauer: Löse den Griff, wenn das schmerzhafte Gefühl deutlich abnimmt, das geschieht meist nach 30 bis 60 Sekunden.

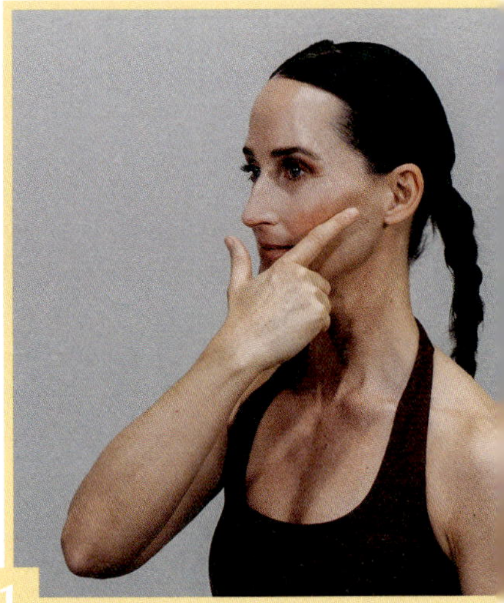

1

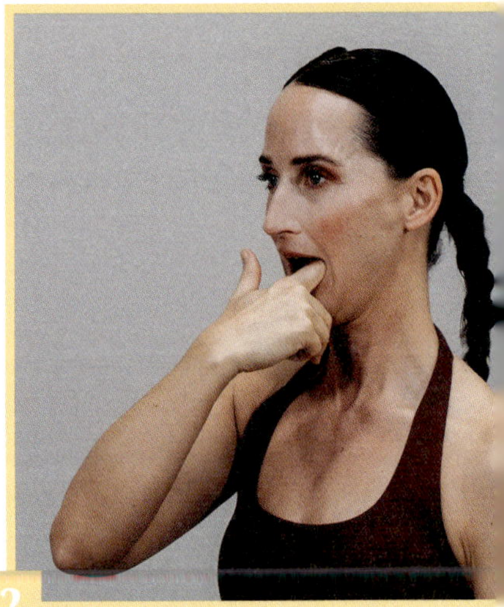

2

Meine Tipps Lasse die Atmung während der gesamten Übung ruhig und fließend. ■ Die Übung lässt sich gut mit der »Golfball-Massage« (Seite 86) kombinieren.

RESET DES KIEFERGELENKS

Benötigtes Equipment: Stuhl

Über sanften Kontakt am Kiefergelenk soll das neuromuskuläre Gleichgewicht des Kiefergelenks neu organisiert werden. Lege für den Griff an beiden Händen die Daumen-, Zeige und Mittelfingerkuppen aneinander. Orientiere dich zur Lokalisation des Kiefergelenks am Wangenknochen nah am Ohr. Dort findest du das Kiefergelenk gut, wenn du den Mund ein paarmal auf- und zumachst. Für die Übung ist es wichtig, den Griff nah am Kiefergelenk anzulegen, du musst es aber nicht genau treffen.

Stressmuster, Schutzspannung und Fehlsteuerungen im Kiefergelenk sollen abgebaut werden. Personen, die Schwierigkeiten haben, Kontrolle abzugeben, finden über diese Übung einen emotionalen Release, ein emotionales Loslassen wird möglich. Die Übung unterstützt auf körperlicher Ebene bei Tinnitus, Kiefergelenksbeschwerden und morgendlichem Kopfschmerz.

1 Setze dich aufgerichtet auf einen Stuhl, die Füße am Boden. Lege Zeige- und Mittelfinger auf beiden Seiten am Kiefergelenk an, das ist eine Position etwa vor der Ohrmitte. Lasse den Mund geschlossen. Stelle dir vor, dass durch die Fingerkuppen für etwa 1 Minute Energie ins Kiefergelenk strömt.

2 Behalte den Griff bei und öffne jetzt den Mund so weit du kannst – richtig weit aufmachen. Halte den Mund so lange geöffnet, wie es möglich ist. Manche Menschen schaffen sogar 1 bis 2 Minuten. Lege die Hände abschließend locker auf die Knie, schließe die Augen und spüre in den Kiefer hinein.

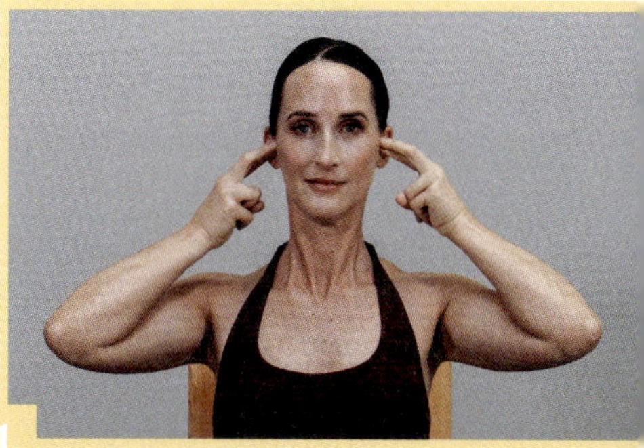

1

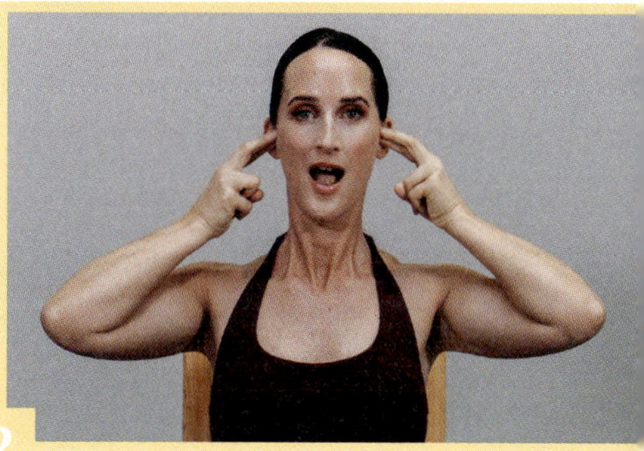

2

Mein Tipp Die Wirkung dieser Übung verstärkt sich in Kombination mit dem »Ganzkörperausgleich« (Seite 68) und mit dem »CV-4-Griff« (Seite 66).

MOBILISATION DES JOCHBOGENS

Benötigtes Equipment: Stuhl oder Matte

Der Jochbogen ist ein seitlicher Gesichtsknochen, der sich aus dem Wangenknochen und Schläfenbein zusammensetzt. Er formt die Wange und stabilisiert die Augenhöhle. Der Bogen ist funktionell mit dem Unterkiefer verbunden und dient der Kaumuskulatur als Ansatzpunkt. Er ist eine zentrale Struktur für die Kiefermechanik, die Kaumuskeln und den Gehörgang. Bei starken muskulären Verspannungen der Kaumuskeln kann sich der Jochbeinbogen leicht verschieben; durch die Verknüpfung zu Kiefergelenk und Gehörgang können dann weitere Probleme wie Ohrgeräusche oder Druck im Kiefergelenk entstehen.

Die Übung unterstützt bei vielen Stresssymptomen, die sich im Kopfbereich manifestiert haben. Dazu zählen Gehirnnebel, Tinnitus, Schwindel, Kiefergelenksprobleme, Kopfschmerzen und muskuläre Verspannungen.

1. Setze dich aufrecht auf einen Stuhl oder auf den Boden und umfasse das Schläfenbein beidseits nah am Ohr. Benutze dafür den Daumen und Mittelfinger. Spüre, ob Daumen und Mittelfinger den Jochbogen nah am Ohr umfassen und sich der Druck des Zeigefingers im Ohr angenehm anfühlt.
2. Führe dann die Zeigefinger beidseits vorsichtig in die Ohren ein – Außengeräusche werden jetzt nur noch dumpf wahrgenommen. Halte den Griff für einen Moment, damit du dich daran gewöhnst. Öffne den Mund ein wenig.
3. Deute dann eine Drehbewegung an, so als ob du den Knochen einmal etwas nach unten kippen würdest. Dabei zeigt die Zeigefingerkuppe minimal nach unten. Drücke den Mittelfinger stärker von oben auf das Jochbein.
4. Deute dann eine Drehbewegung nach oben an: Die Zeigefingerkuppe zeigt mehr Richtung Ohrspitze. Drücke die Daumen etwas stärker von unten gegen den Jochbogen am Schläfenbein.

Dauer: Führe die Übung langsam und achtsam für etwa 1 Minute aus und lasse dir danach ausreichend Zeit zum Nachspüren.

Meine Tipps Lasse den Mund während der Übung ganz leicht geöffnet. ■ Nicht wundern, wenn sich die Ohren nach dieser Übung warm anfühlen, das ist normal. ■ Die Übung wirkt besonders stark in Kombination mit »Entspannung der Stirn-Jochbein-Naht« (Seite 134).

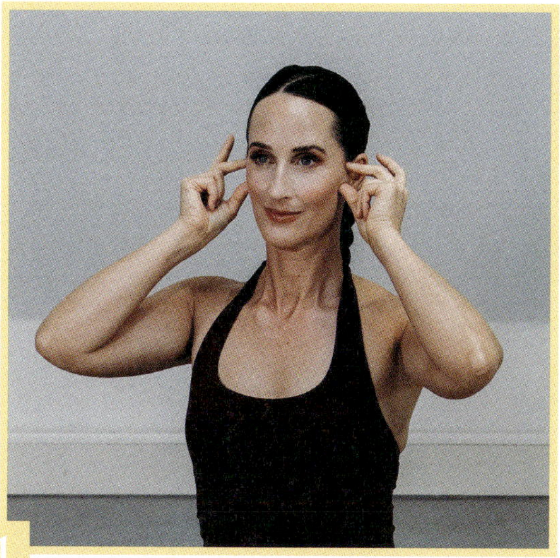
1

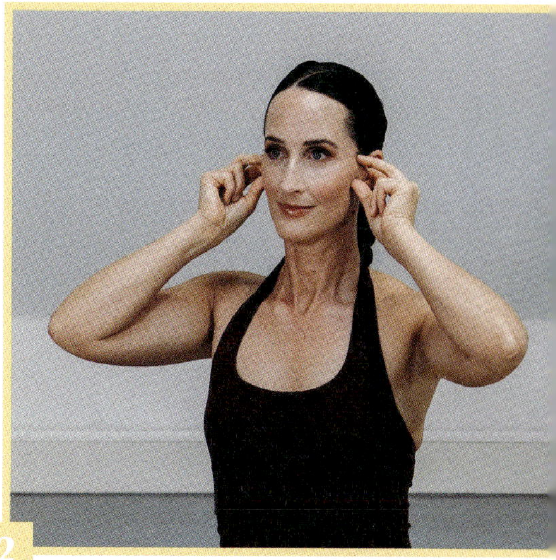
2

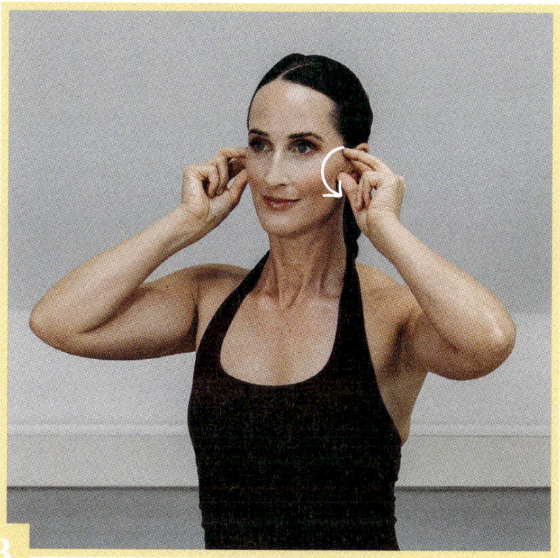
3

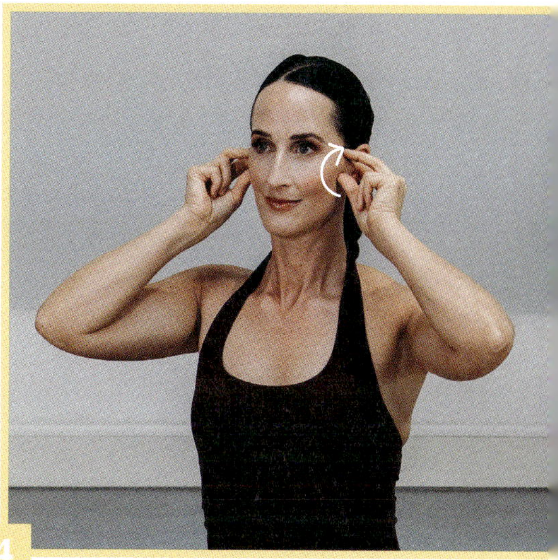
4

ZUNGENKREISE

Benötigtes Equipment: Stuhl

Das Kreisen mit der Zunge wirkt beruhigend, denn der Hals, der Kiefer und der Mundboden werden sanft mobilisiert, Spannungen in diesen Bereichen bauen sich ab. Außerdem verbessert sich die vagale Reizweiterleitung, denn der Vagusnerv verläuft in unmittelbarer Nähe.

Die rhythmische Bewegung signalisiert dem vegetativen Nervensystem Sicherheit: Der Körper wechselt vom Stress- in den Entspannungsmodus. Außerdem wird der Speichelfluss angeregt und der Muskeltonus des Masseter-Muskels herabgesenkt. Deshalb hilft die Übung indirekt auch bei Kiefergelenksproblemen und Schluckstörungen.

Setze dich aufrecht auf einen Stuhl, die Füße am Boden. Lege die Hände locker auf den Knien ab. Lege die Zunge dann mit etwas Druck an eine Wange und beginne zu kreisen. Versuche, dass du mit den Zungenkreisen möglichst viel von der Innenseite der Wangen erreichst – die Bewegung ist wie eine innere Massage.

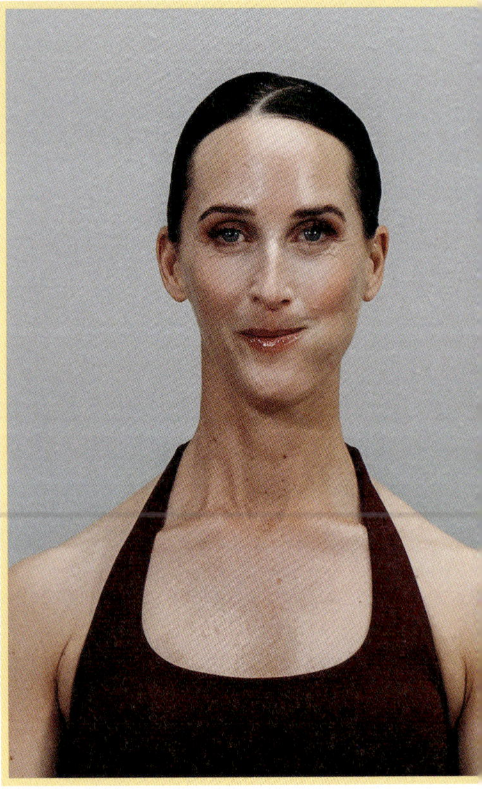

Dauer: Führe auf jeder Wangenseite 5 Kreise im und 5 Kreise gegen den Uhrzeigersinn aus.

Meine Tipps Führe die Bewegung langsam aus, lasse den Atem fließen. ■ Die Übung lässt sich gut mit der »Earpull und Ohrmassage« (Seite 130) kombinieren.

Subtile Symptome wie innere Unruhe, Herzklopfen und Labilität

Innere Unruhe, Herzklopfen und emotionale Labilität sind meist keine isolierten Beschwerden, sondern Ausdruck eines überreizten Nervensystems. Dann sind selbst kleinste Belastungen Auslöser für körperliche oder emotionale Reaktionen, denn der Körper ist zu wenig geerdet und sucht nach Stabilisierung. Herzstolpern ist ein Ausdruck von erhöhter autonomer Erregbarkeit – das Herz reagiert dann sensibler auf Stresshormone und Atemmuster. Hinter Herzrasen oder Rhythmusstörungen können sich mitunter jedoch auch ernsthafte Erkrankungen verstecken. Lasse sie deshalb ärztlich abklären. Du kannst alle Übungen aus diesem Themenabschnitt wirkverstärkend miteinander kombinieren und/oder die Übungen ergänzend ausführen, die zu jeder hier beschriebenen Übung vorgeschlagen werden.

- **Vegetative Einordnung:** Innere Unruhe, Herzklopfen und emotionale Labilität deuten auf eine sympathische Dominanz mit zu schwacher parasympathischer (vagaler) Gegenregulation hin. Die Reizschwelle sinkt und die Fähigkeit zur Selbstberuhigung und Regulation ist eingeschränkt.
- **Häufige Ursachen:** lang andauernder Stress, emotionale Daueranpassung oder Phasen der erhöhten Unsicherheit
- **Verstärker:** Multitasking mit schnellen Abläufen, wenig Pausen, fehlende soziale Kontakte und wenig Körperkontakt, Streit- und Meinungsverschiedenheiten, chronische Grunderkrankungen, zu hohe Selbstbeobachtung und Schlafmangel

Lerne, dein Leben zu entschleunigen, dich zu fokussieren und bewusster zu atmen – das ist entscheidender, als sich mit unnötigen Dingen abzulenken. Bodenkontakt – sich erden – und monotaske Tätigkeiten helfen dem Nervensystem, wieder Sicherheit zu finden.

DAS HERZ BERUHIGEN

Benötigtes Equipment: Stuhl

Das Herz ist im Körper elastisch befestigt. Es liegt im Herzbeutel, der mit dem Zwerchfell und über die großen Gefäße mit Brustkorb und der oberen Brustwirbelsäule verbunden ist. Das erlaubt dem Herzen Beweglichkeit. Bei vegetativer Disbalance wird die Atmung flacher. Das Zwerchfell und die herznahen Faszien spannen sich an. Diese Spannung überträgt sich auf den Herzbeutel und seine Aufhängungen, wodurch der Bewegungsspielraum des Herzens eingeschränkt wird. Dann machen sich Druck, Enge oder Herzklopfen bemerkbar.

Mit der Übung milderst du myofasziale Spannungen im Brust- und Halsbereich. Dadurch fühlt sich dein Herz leichter an, Herzklopfen lässt nach. Der Griff wird auch bei Schulter-Nacken-Beschwerden als lindernd empfunden und ermöglicht, sich innerlich lockerer zu fühlen.

1. Setze dich aufgerichtet auf einen Stuhl, die Füße fest am Boden. Lege die linke Hand unter deiner Brust auf, dicht am Herzen. Spüre den Herzschlag.
2. Lege die rechte Hand flächig an den Übergang von der Brustwirbelsäule zur Halswirbelsäule. Spüre einen Moment in deinen Herzschlag und die Atmung hinein. Schließe, wenn du möchtest, die Augen.
3. Schiebe die Hände dann behutsam aufeinander zu – ein paar Millimeter reichen bereits aus. Konzentriere dich dabei bewusst auf dein Herz und nimm wahr, wie es auf deinen Griff reagiert und leichter wird. Lasse den Atem dabei ohne Anstrengung in die Tiefe deiner Körperschichten fließen.

Dauer: Halte die Hautfalte, bis du fühlst, wie Ruhe einkehrt und sich der Herzschlag spürbar unter deiner Hand entspannt. Das kann einige Sekunden bis Minuten dauern – je nachdem, wie viel Druck sich aufgebaut hat.

Meine Tipps Achte auf lockere Schultern und greife sanft ins Gewebe. ■ Bei Schlafproblemen kannst du die Übung auch im Bett liegend ausführen. ■ Diese Übung lässt sich gut mit den Übungen »Ganzkörperausgleich« (Seite 68) und »Brustkorb mit Duobällen lockern« (Seite 116) kombinieren.

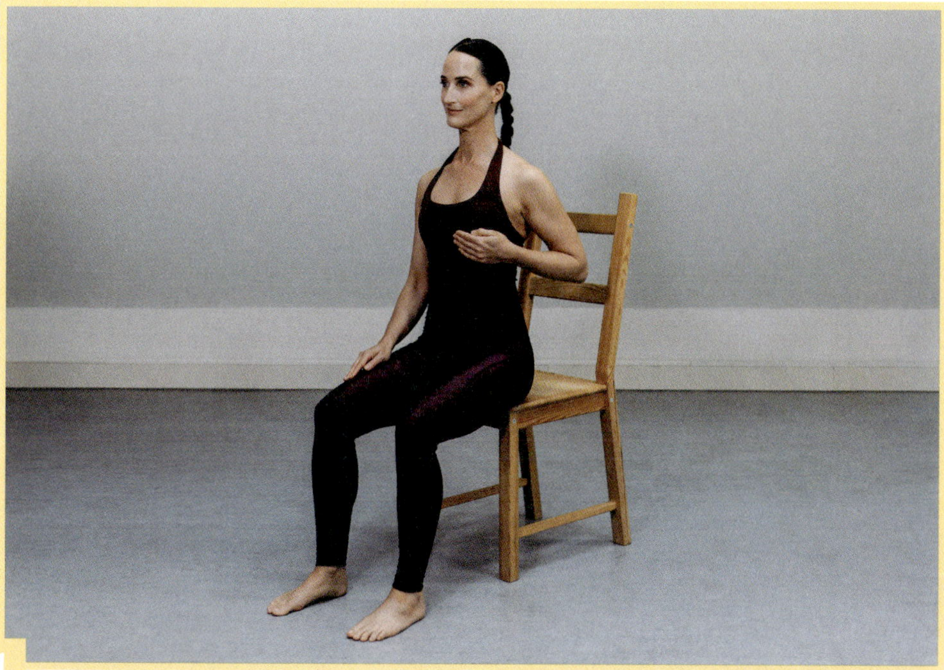

1

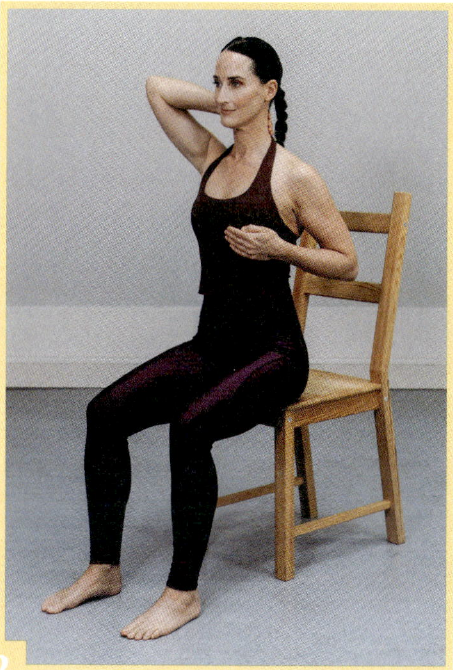

2

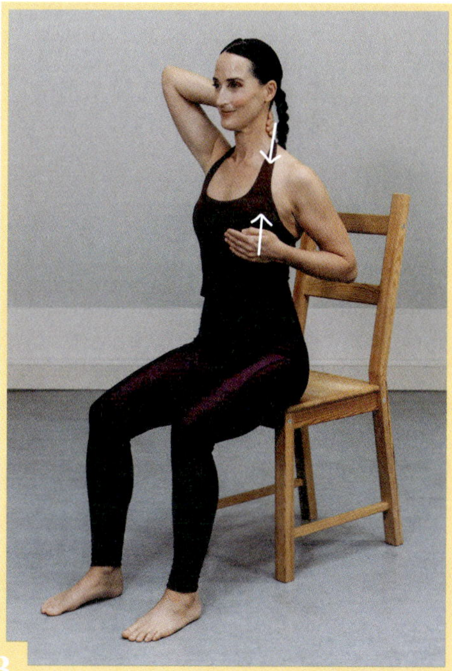

3

ENTLASTUNG DER OBEREN APERTUR

Benötigtes Equipment: Stuhl, zwei kleine oder mittelgroße Schröpf-Cups

Aus osteopathischer Sicht beschreibt die obere Apertur den Übergang zwischen Brustkorb, Hals und Schultern, also den Raum, durch den Gefäße, Nerven, Luftröhre und Lymphbahnen vom Rumpf in den Kopf und in die Arme ziehen.

Wenn dieser Bereich durch Stress, eine ungünstige Körperhaltung oder alte Spannung eingeschränkt ist, kann der freie Durchfluss gestört sein. Das zeigt sich unter anderem durch Nacken- und Schulterverspannungen, Kopfschmerzen, schnelle Ermüdung, kribbelnde Hände oder Schluckprobleme. In der Osteopathie schauen wir deshalb, ob die obere Apertur beweglich, weich und gut durchlässig ist, denn sie wirkt wie ein Flaschenhals für viele wichtige Körperstrukturen.

Wenn die Apertur durchlässig ist, kann man leichter atmen, der Schulter-Nacken-Bereich wird entlastet, die Durchblutung zum Kopf und in die Arme verbessert sich und Schwere oder Enge im Kopf- und Halsbereich reduzieren sich. Dadurch werden die Gedanken klarer, ruhiger und fokussierter.

1. Setze dich aufgerichtet auf einen Stuhl, die Füße fest am Boden. Lege die Fingerkuppen über den Schlüsselbeinen im weichen Gewebe auf. Drücke sie leicht ins Gewebe hinein.
2. Bewege den Kopf dann langsam im Kreis, sodass sich die Halswirbelsäule in alle möglichen Richtungen bewegt. Führe 5 Kreise im und 5 Kreise gegen den Uhrzeigersinn aus.
3. Lege die Fingerkuppen im nächsten Schritt dann rechts und links neben dem Hals in den Schlüsselbeingruben auf. Sie befinden sich über den Schlüsselbeinen.
4. Führe hier 7 Kreise nach hinten-außen aus.
5. Nimm im letzten Schritt die beiden Cups dazu und setze sie mittig auf dem Brustbein direkt unter den Schlüsselbeinen auf.
6. Ziehe sie beidseits 3- bis 5-mal über das Brustbein nach außen in Richtung der Schultern, bis eine leichte Rötung entsteht. Setze die Cups dann noch mal eine Etage tiefer auf und ziehe sie hier von der Brustbeinmitte bis nach außen Richtung Achseln, ebenfalls 3- bis 5-mal.

Meine Tipps Bei den verschiedenen Griffen kannst du so viel Druck anwenden, wie es sich angenehm anfühlt. Führe die Bewegungen achtsam und langsam aus. ■ Die Übung lässt sich gut mit »Dehnen und Cuppen« (Seite 81) kombinieren.

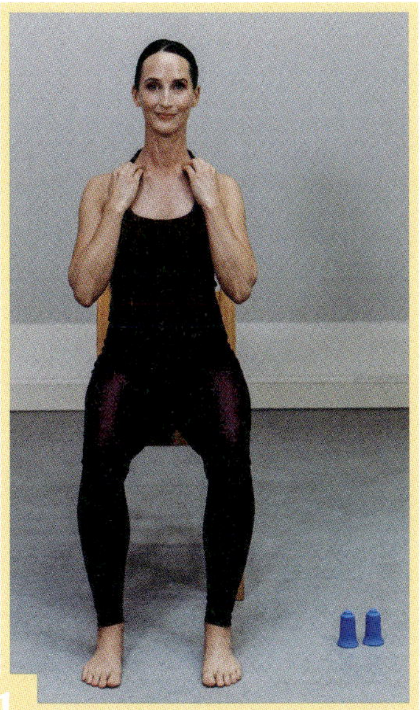

1

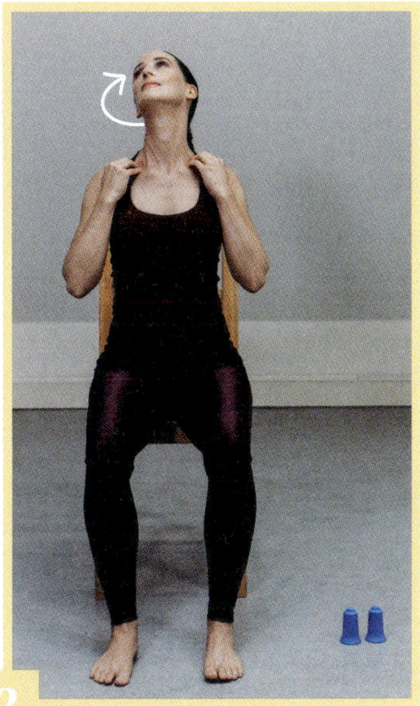

2

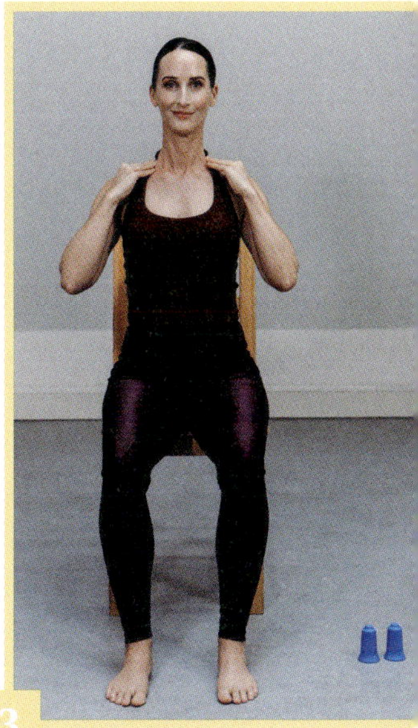

3

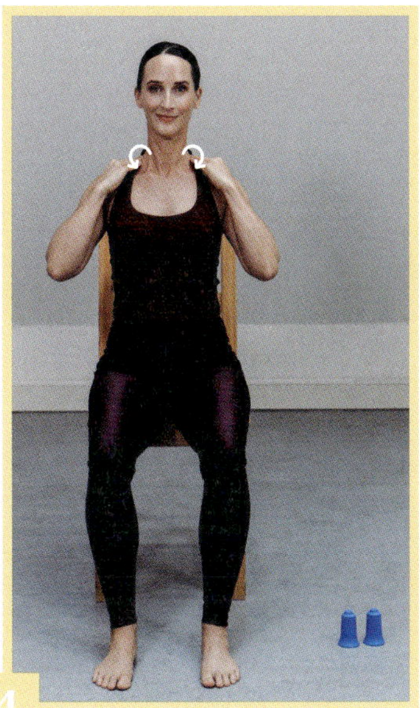

4

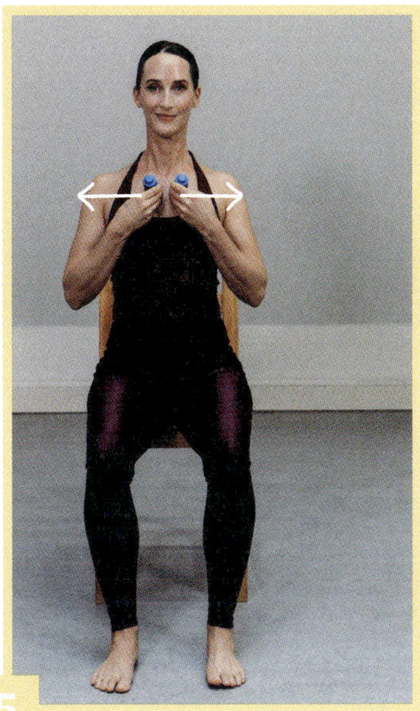

5

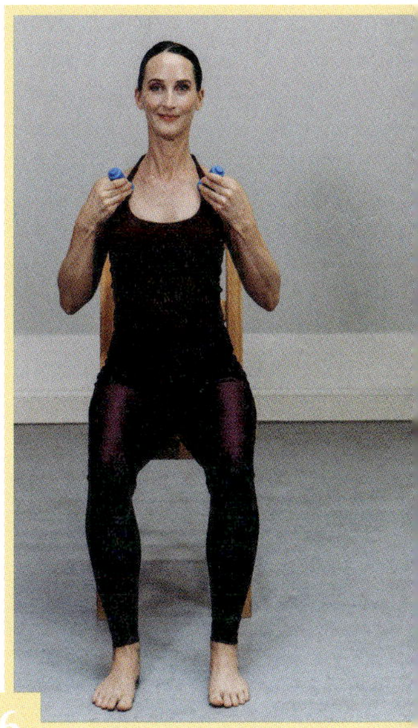

6

Wirbelblockaden mit vegetativen Reaktionen

Wenn die sympathischen Knoten (Ganglien, das sind Ansammlungen von Nervenzellkörpern) entlang der Wirbelsäule durch eine knöcherne Blockade unter Druck geraten, kann das die empfindlichen Nervenfasern reizen und Herzklopfen, innere Unruhe, Kreislaufstörungen oder Verdauungsbeschwerden auslösen, obwohl die Organe völlig gesund sind. Die Symptome entstehen in diesem Fall durch nervale Überreizung. Wenn diese Spannung wieder gelöst wird, kann sich der Sympathikus beruhigen. Besonders im Bereich der Brustwirbelsäule zeigt sich dieses Phänomen häufiger und dann auch sehr deutlich: Eine Blockade etwa im mittleren Brustabschnitt kann vegetative Reaktionen wie Magen-Darm-Beschwerden, Druck im Oberbauch oder ein diffuses Engegefühl auslösen – ohne organischen Befund.

In der Osteopathie nutzt man dazu manuelle Techniken, die knöcherne Blockaden lösen, oder myofasziale Releases, Entspannungsgriffe entlang des faszialen (Binde-) Gewebes, um Raum zu schaffen und die Beweglichkeit der Brustwirbelsäule wiederherzustellen. Auch du kannst lernen, osteopathische Impulse oder Atemreize anzuwenden, um den Brustkorb zu befreien. Wenn der Rücken wieder frei schwingen kann, beruhigt sich nicht nur die Muskulatur, sondern auch dein Nervensystem findet zurück in die Balance. Solche Blockaden entstehen oft unspektakulär im Alltag. So können langes Sitzen in nach vorn geneigter Haltung, einseitige Belastungen, Stress oder flache Atmung die Beweglichkeit einzelner Wirbel einschränken. Gerade in Phasen erhöhter Anspannung reagiert der Körper hier besonders sensibel – ein gezielter osteopathischer Impuls kann dann große Wirkung im gesamten System entfalten.

- **Vegetative Einordnung:** Eine funktionelle knöcherne Blockade an der Wirbelsäule verursacht eine lokale Dauerreizung der Ganglien und aktiviert eine sympathische Grundspannung. Durch vagale Gegengewichte und durch Beseitigung von Blockaden und Muskelspannung lässt sich das Problem meist schnell beheben.
- **Häufige Ursachen:** chronischer Stress mit muskulärer Anspannung oder akut durch eine knöcherne Blockade im Bereich eines Ganglions
- **Verstärker:** Bildschirmarbeit, einseitige Belastung und ruckartige Bewegungen

Wirbelblockaden können mitunter hartnäckig sein und den Alltag erheblich einschränken. Oft lassen sie sich nicht von allein lösen. Lasse deine Wirbelsäule dann von einem Manualtherapeuten, einem Chiropraktiker oder von einer Osteopathin behandeln. Einige gesetzliche und private Krankenkassen übernehmen dafür einen Teil der Kosten. Wichtig ist, nicht zu lange zu warten. Denn bleibt eine Blockade bestehen, können sich Schonhaltungen, Muskelspannungen und vegetative Beschwerden weiter verfestigen. Je früher die gestörte Beweglichkeit erkannt und beseitigt wird, desto schneller findet der Körper wieder in seine natürliche Balance zurück.

BRUSTKORB MIT DUOBÄLLEN LOCKERN

Benötigtes Equipment: Matte, Duobälle oder alternativ zwei Tennisbälle in einer zusammengeknoteten Socke

Auf die knöcherne Struktur der Wirbelsäule sollte kein direkter Druck ausgeübt werden. Positioniere die Duobälle rechts und links neben der Brustwirbelsäule – die Wirbelsäule selbst bleibt zwischen den Bällen frei.

Der konstante Druck der Duobälle löst myofasziale Verspannungen in der Tiefe der Brustwirbelsäulenmuskulatur auf. Dadurch verbessern sich die lokale Durchblutung und die indirekte Reizung der sympathischen Nervenfasern, die in unmittelbarer Nähe verlaufen. In einigen Fällen kommt es sogar zu spontanen Knackgeräuschen – ein mögliches Zeichen dafür, dass sich ein Rippengelenk repositionieren konnte.

1. Positioniere die Duobälle an einer verspannten Stelle der Brustwirbelsäulenmuskulatur.
2. Lege dich dann mit angestellten Beinen auf den Rücken. Korrigiere die Lage der Duobälle, wenn der Druck zu stark ist oder sie direkt auf der Wirbelsäule liegen. Breite deine Arme entspannt seitlich neben dem Körper aus, drehe die Handflächen nach oben.
3. Lasse den Druck wirken und schließe dabei die Augen.

Variante: Die Übung wird intensiver, wenn du nacheinander beide Beine ausstreckst oder wenn du dich selbst umarmst – verschränke dafür die Arme vor dem Brustkorb und greife mit den Händen zu den Körperflanken – und dich auf den Duobällen ganz leicht hin- und herschaukelst.

Dauer: etwa 1 bis 3 Minuten; so lange, bis der Druck deutlich abschwächt

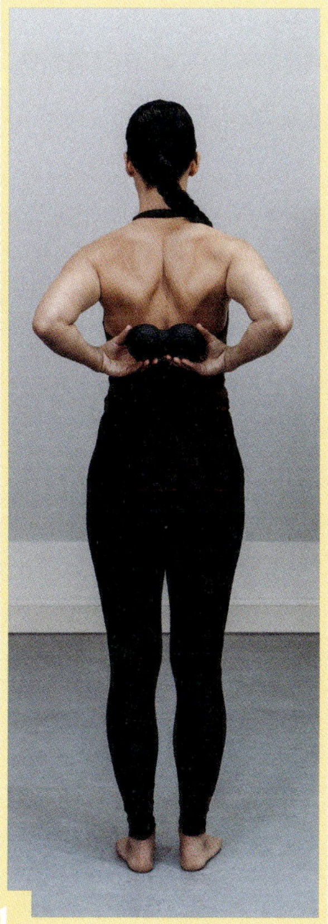
1

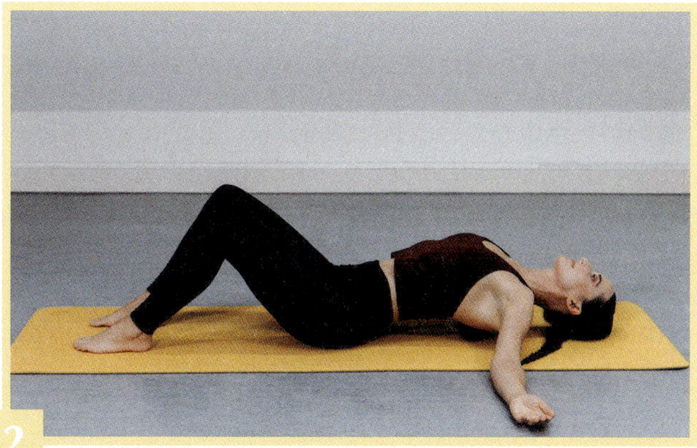
2

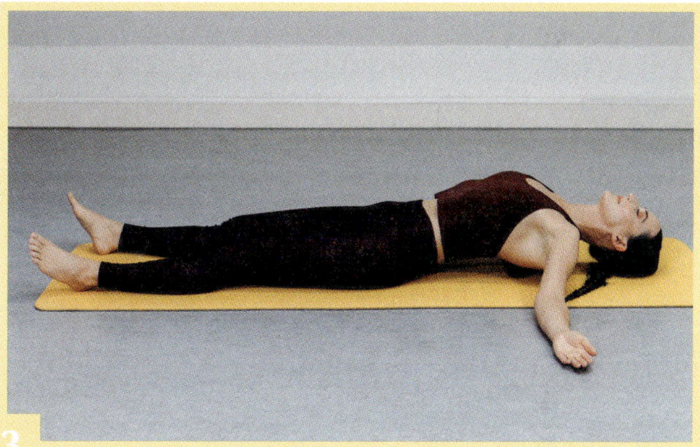
3

Meine Tipps Korrigiere die Lage der Duobälle noch mal etwas, wenn du auf dem Rücken liegst. Der Druck sollte intensiv in den Muskeln neben der Wirbelsäule spürbar sein, jedoch nicht schmerzen. ■ Wenn du möchtest, kannst du mehrere Wiederholungen machen und dabei die Bälle versetzen und sie etwas höher oder tiefer an der Brustwirbelsäule aufsetzen – da, wo du stärkere Verspannungen spürst. ■ Sollte sich dein Kopf dabei zu sehr strecken, benutze ein Kissen. ■ Die Übung wirkt super zusammen mit »Entlastung der oberen Apertur« (Seite 112) und »Zwerchfell lockern« (Seite 74).

Reizdarm und Reizmagen

Reizdarm und Reizmagen sind funktionelle Störungen des Verdauungssystems, bei denen keine organische Ursache vorliegt. Eine zentrale Rolle spielt dabei das enterische Nervensystem, das eigenständige Nervensystem des Darms. Es steuert Bewegungen, Durchblutung und Verdauungssäfte und steht über den Vagusnerv in engem Austausch mit dem Gehirn.

Diese Darm-Hirn-Achse reagiert sensibel auf Stress, Emotionen und Ernährung. Anhaltende Belastung kann das vegetative Nervensystem weiter reizen und die Symptome im Magen-Darm-Trakt verstärken. Beschwerden wie Blähungen, Völlegefühl, veränderter Stuhlgang, Bauchkrämpfe oder Aufstoßen sind häufig Ausdruck einer gestörten nervlichen Regulation. Bei Reizdarm steht dabei der Stuhlgang im Fokus – Beschwerden nehmen häufig nach dem Toilettengang ab. Von Reizmagensymptomatik Betroffene haben meist Probleme bei den Mahlzeiten – die Beschwerden nehmen nach dem Essen zu, es stellt sich ein schnelles Sättigungsgefühl ein.

Eine nachhaltige Linderung entsteht meist dann, wenn Stress reduziert und das Nervensystem beruhigt wird. Kommen Ruhe und Bewegung im Verdauungstrakt wieder ins Gleichgewicht, kann sich das Bauchgefühl deutlich verbessern.

Alle Übungen aus dem Abschnitt »Reizdarm und Reizmagen« lassen sich untereinander kombinieren. Du kannst sie auch zusammen mit weiteren Übungen aus anderen Übungsabschnitten kombinieren, Vorschläge dazu findest du unter »Hinweise«. Auf den Seiten 158/159 findest du eine zusätzliche Sequenz für den Magen-Darm-Trakt, die ich dir bei stärkeren Symptomen ans Herz lege.

- **Vegetative Einordnung:** Bei einem Reizdarm oder Reizmagen wird die Verdauung durch eine parasympathische Unterversorgung gedrosselt. Dadurch steigt die Sensitivität innerhalb des Magen-Darm-Trakts. Hier hilft es, dem Körpersystem regelmäßige Ruheimpulse zu senden und Sicherheit zu vermitteln.
- **Häufige Ursachen:** durch Dauerstress assoziierte Sympathikusdominanz, die während und rund um die Mahlzeiten präsent ist; zu wenig Speichelproduktion und Enzymaktivität durch hektisches Essen und zu wenig Kauen

- **Verstärker:** unregelmäßige Ess- und Ruhezeiten, schnelles Essen und wenig Kauen, zu große Portionen bei den Mahlzeiten, Aufregung und Ängste, bestimmte Medikamente wie Schmerzmittel, Antibiotika und Pantoprazole (Protonenpumpenhemmer)

Mein Tipp Achte auf regelmäßige Essenszeiten und lasse dir beim Essen Zeit. Die Kauleistung entscheidet über die weitere Verarbeitung der Nahrung, denn sie aktiviert viele wichtige Verdauungsenzyme. In Phasen von Magen- und Darmreizungen hilft es, die Ernährungsweise etwas umzustellen und reizende Lebensmittel, die Gluten, Kasein, Alkohol, Zucker oder Histamin enthalten, zu reduzieren. Kläre deine Symptome ab, wenn sie länger anhalten, und frage beim Arzt oder Heilpraktiker nach einer individuellen Behandlung.

ENTSPANNUNG DER DARMKLAPPEN

Benötigtes Equipment: Stuhl

Der Vagusnerv tritt am sogenannten Drosselloch *(Foramen jugulare)* aus. Diese Öffnung findet sich paarig beidseits an der Unterseite des Schädels am Übergang zum Hals. In diesem Bereich leiden viele aufgrund von einer gebeugten Körperhaltung und einseitigen Belastungen unter starken muskulären Verspannungen. Dadurch entsteht indirekter Druck auf den Vagusnerv mit Folgen für den Darm – die von dem Vagusnerv angesteuerten Darmklappen reagieren dann zu fest oder zu lax und schließen nicht richtig. Somit gerät das Darmmikrobiom durcheinander, Verdauungsstörungen stellen sich ein.

Durch Entspannung an den Drossellöchern verbessert sich die vagale Signalqualität. Der Tonus an den Magen- und Darmklappen normalisiert sich. Indirekt nimmst du damit sogar Einfluss auf das Darmmikrobiom, den Bakterienteppich im Darm. Bei regelmäßiger Ausführung hilft die Übung mit, das Darmmilieu zu stabilisieren.

1. Setze dich entspannt auf einen Stuhl, die Füße stehen am Boden. Ertaste mit Zeige- und Mittelfinger die Drossellöcher, die Öffnungen an der Schädelbasis.
2. Entspanne Schultern, Finger und Bauch. Der Körper und der Kopf dürfen etwas einfallen. Damit du besser ins Spüren kommst, schließe gerne die Augen.

Dauer: Halte den Kontakt ganz ruhig über 1 bis 3 Minuten, bis du spürst, wie das Gewebe unter den Zeigefingern lockerer wird und du dich entspannst.

Meine Tipps Die Drossellöcher lassen sich beidseits an der Unterseite des Schädels nach dem Knochen hinter dem Ohr ertasten. Gehe von dort etwas nach innen zur Schädelmitte. Da, nahe am Schädelrand, triffst du auf zwei Kuhlen. Das sind die Drossellöcher. ■ Häufig fängt der Bauch an, Geräusche zu machen – ein Zeichen, dass dein Griff bereits Wirkung zeigt. ■ Zu der Übung passen »Earpull und Ohrmassage« (Seite 130) und »Den Rücken lockern« (Seite 92).

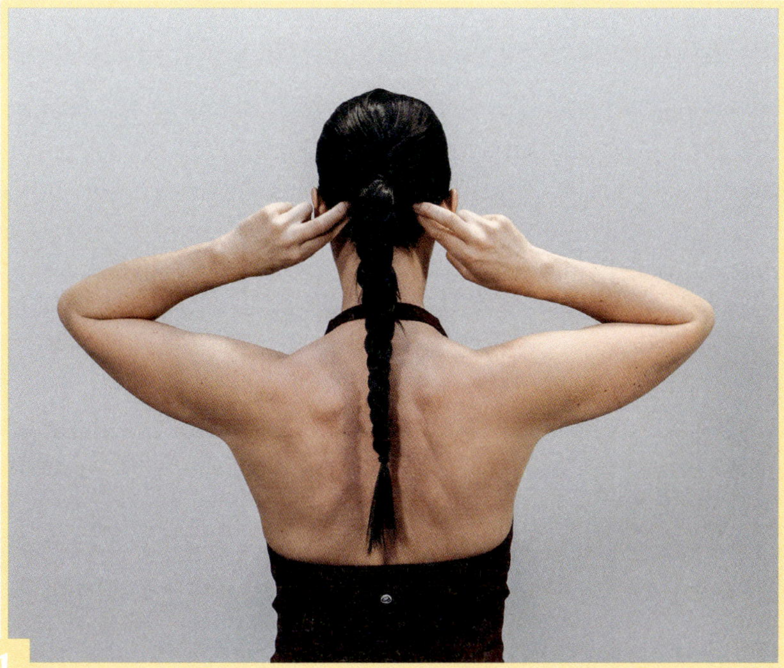

1

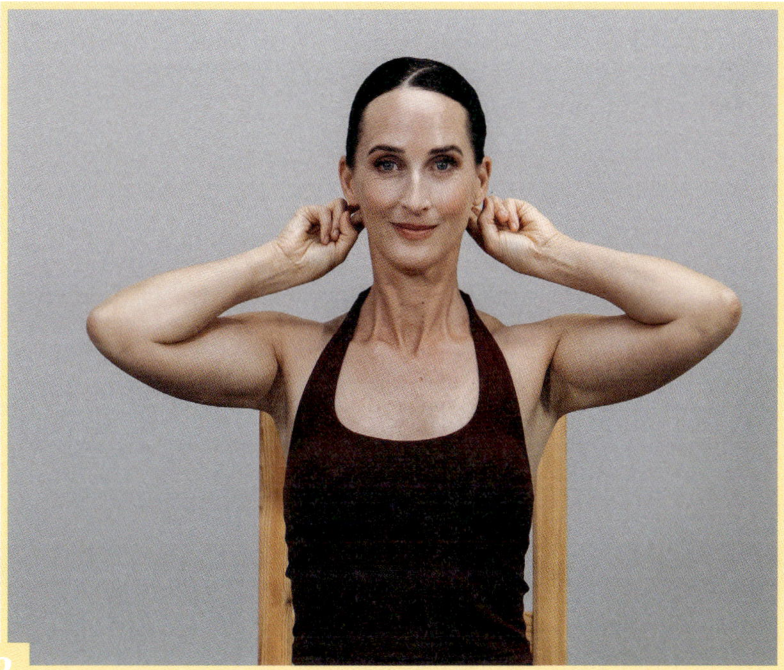

2

AM RÜCKEN ZIEHEN

Mit dieser Übung wird die Aufhängebasis des Dünndarms an der oberen Lendenwirbelsäule angesprochen. Hier verlaufen Blutgefäße, Lymphbahnen und vegetative Nervenfasern. Mechanische Reizung oder Spannung können diese Strukturen und den ganzen Magen-Darm-Trakt beeinflussen. Dadurch kommt es zu Symptomen wie Blähungen, Reizdarmbeschwerden, Druckgefühl und Schmerzen im Lendenwirbelsäulenbereich. Oft berichten Betroffene sogar von vegetativen Begleitsymptomen wie Kreislaufproblemen oder Schwindel.

Die Übung löst fasziale und ligamentäre Verspannungen an der Lendenwirbelsäule, also solche in den Bindegewebsstrukturen, unter anderem denen, die die Knochen miteinander verbinden und Gelenke stabilisieren. Außerdem wird die Beweglichkeit des Dünndarms verbessert. Des Weiteren optimiert sie den Blut- und Lymphfluss in diesem Bereich und bewirkt eine intensive, sichtbare und lokale Mehrdurchblutung im Lendenbereich.

Stelle dich hin und greife mit beiden Händen am unteren Rücken eine große Hautfalte. Ziehe sie vom Rücken weg. Halte kurz inne, lenke deine Atmung als Dehnverstärker unter die Hautfalte. Lasse die Hautfalte dann schnell los.

Variante: Du kannst die Übung auch sitzend machen – das tut bei einem langen Arbeitstag vor dem Computer besonders gut. Intensiver wird die Übung noch, wenn du sie zusammen mit einem Partner oder einer Partnerin in der Bauchlage durchführst und dieser die Rückenfalten vom unteren Rücken bis zur mittleren Brustwirbelsäule abzieht und loslässt. Danach sieht der Rücken richtig schön rot und durchblutet aus.

Dauer: Halte die Hautfalte für etwa 10 Sekunden.

Meine Tipps Wiederhole den Griff an verschiedenen Lendenstellen, dort wo du gut rankommst. Schon beim Loslassen merkst du eine intensive, aber angenehme Durchblutung. ■ Zu der Übung passen der »Release für den Psoas-Muskel« (Seite 96) und »Den Rücken lockern« (Seite 92).

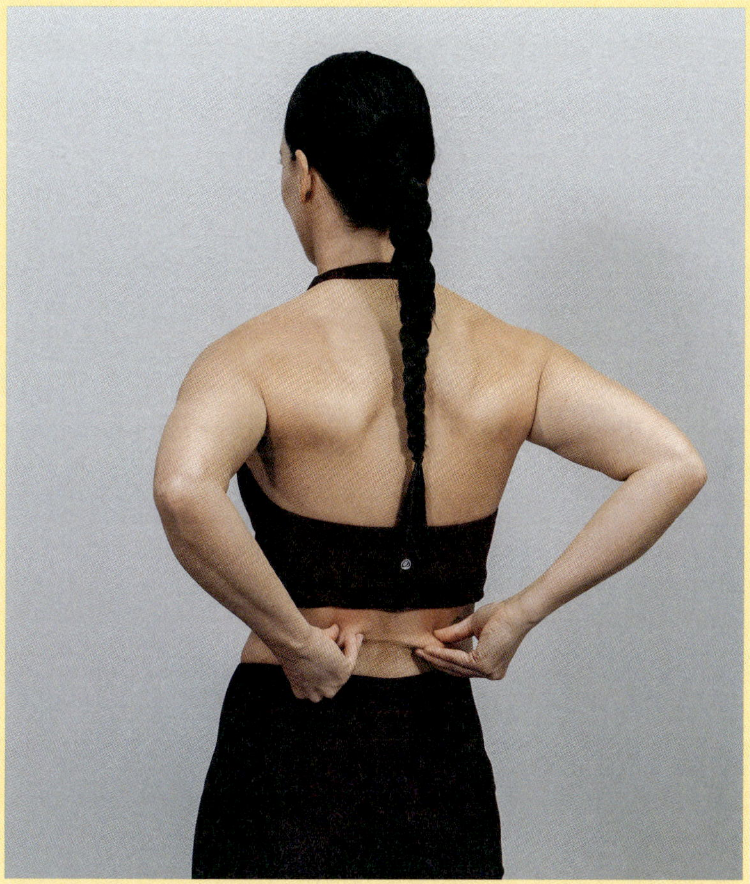

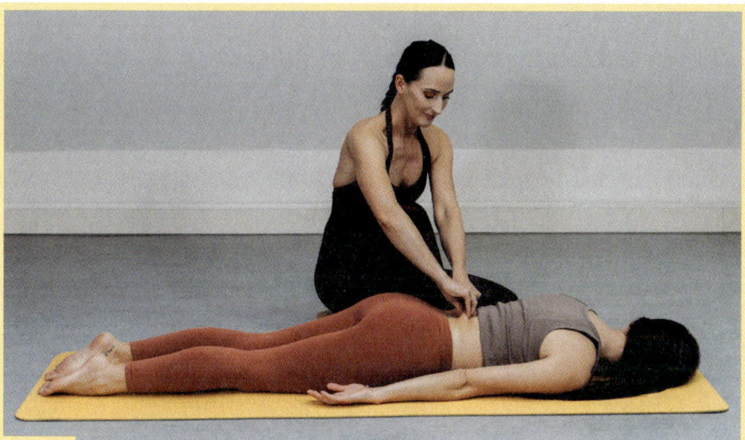

Variante

GLOBALE BAUCHMASSAGE

Benötigtes Equipment: Matte

Mit diesem osteopathischen Griff kann eine globale Entspannung und Rezentrierung der Dünndarmaufhängung und des gesamten Darms erreicht werden. Damit er optimal wirkt, sollte er sachte und langsam ausgeführt werden und sich wie eine angenehme Darmmassage anfühlen.

Die Übung fördert die parasympathische Aktivität und lindert funktionelle Darmbeschwerden wie Reizdarm, Blähungen und Druck im Bauchraum. Sie entspannt die Darmklappen, sorgt für eine bessere Passage des Darminhalts und reduziert Druck und/oder Zug auf Gefäße und/oder Nerven im sogenannten Gekröse (Mesenterium), einer Falte in der Leibeswand, in der der Darm aufgehängt ist.

1. Lege dich auf den Rücken und stelle die Füße hüftbreit auf. Lasse die Knie locker aneinandersinken, damit sich die Bauchdecke entspannt.
2. Lege die Hände flächig auf den Bauch, eine Hand unter dem Bauchnabel, die andere über dem Bauchnabel. Greife etwas fester in die Bauchdecke.
3. Verschiebe die Hände dann mit leichtem Druck gegeneinander, als ob du ein Handtuch auswringen wolltest. Dadurch entsteht ein fester, aber sanfter Bauchmassagegriff.
4. Lege die Hände danach wie eine Schüssel auf den linken unteren Bauchquadranten, sodass die untere Handkante neben dem Beckenknochen im Gewebe eintaucht. Halte den Griff locker über 1 Minute und lenke deine Atmung in das Gewebe an dieser Stelle hinein.

Dauer: Massiere den Darm für 1 bis 3 Minuten und bleibe danach noch etwas liegen.

Meine Tipps Achte darauf, dass du die Beine bequem aufstellst – so können sich die Bauchmuskeln gut entspannen, wodurch du tiefer Richtung Darm greifen kannst. ■ Die Wirkung dieser Übung wird mit »Den Rücken lockern« (Seite 92) und »Ganzkörperausgleich« (Seite 68) noch intensiviert.

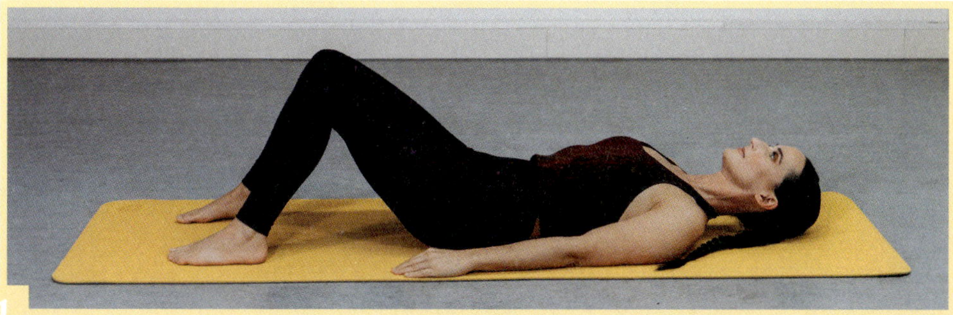

1

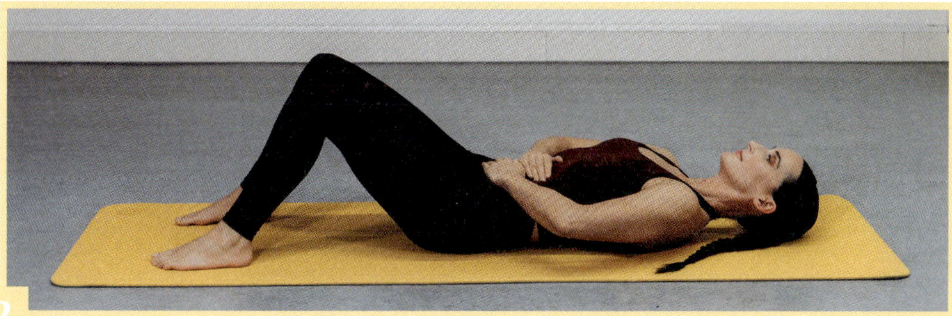

2

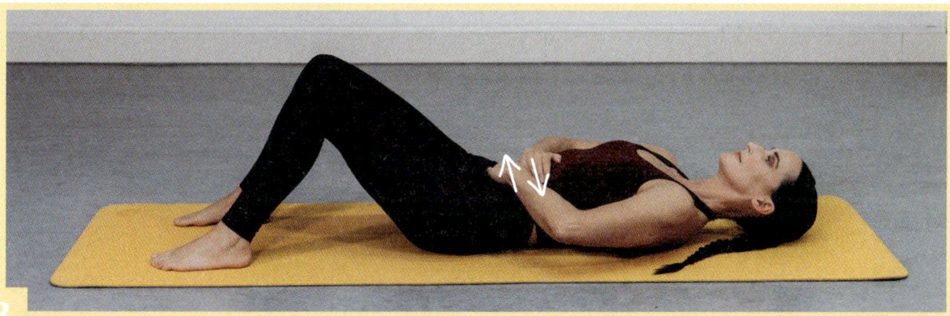

3

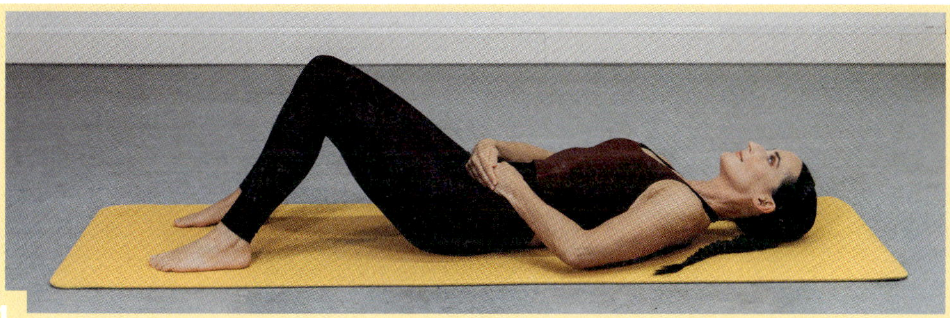

4

Stresskopfschmerzen, Schwindel und vegetativer Tinnitus

Stresskopfschmerzen, vegetativer Tinnitus und funktioneller Schwindel treten häufig gemeinsam auf, weil sie mehrere gemeinsame körperliche Steuer- und Stresssysteme betreffen und sich gegenseitig verstärken können. Dadurch entstehen erhöhte Muskelspannungen im Schulter-Nacken- und Kieferbereich, eine veränderte Durchblutung und eine erhöhte Reizverarbeitung im Gehirn, die sich in weiteren Symptomen ausdrücken. Wichtig ist: Die Ursache findet sich im dysregulierten Nervensystem, die Strukturen von Kopf, Ohr und Muskulatur sind dabei intakt. Daher können Stresskopfschmerzen, vegetativer Tinnitus und funktioneller Schwindel durch Stressabbau, Osteopathie und durch die folgenden Übungen meist gelindert werden. Wende dich bei andauernden Symptomen jedoch an einen Arzt deines Vertrauens, um andere Ursachen auszuschließen.

Du kannst alle Übungen aus diesem Themenabschnitt miteinander kombinieren oder mit weiteren Übungen aus anderen Abschnitten dieses Buches ergänzen, um die Wirkung zu steigern. Bei den Hinweisen zu den einzelnen Übungen findest du entsprechende Tipps. Im dritten Kapitel ab Seite 156 findest du eine komplette Übungsabfolge, die ich dir bei komplexeren oder stärkeren Symptomen sehr ans Herz lege.

- **Vegetative Einordnung:** Der Körper befindet sich im sympathischen Daueranspannungsmodus, eine Dämpfung und Gegenregulation durch den Vagusnerv findet nicht mehr statt. Der Gefäß- und Muskeltonus bleibt erhöht, der Umschaltimpuls zurück in den Ruhemodus fehlt. Bei vegetativem Tinnitus kommt noch hinzu, dass die neuronale Erregbarkeit erhöht ist und es zu einer verminderten Filterleistung im Hirnstamm kommt. Stress verstärkt die Wahrnehmung noch. Hier muss das Gesamtsystem über einen längeren Zeitraum beruhigt werden.
- **Häufige Ursachen:** Stresskopfschmerz und vegetativer Tinnitus sind keine Kopf- oder Ohrerkrankungen, sondern entstehen durch einen erhöhten Muskeltonus, eine eingeschränkte Gefäßregulation und durch zentrale Übererregung durch chronische Stressimpulse.

- **Verstärker:** mentale Überlastung und Reizüberflutung, fehlender Ausgleich, Schlafmangel und fehlende Regeneration, emotionale Überforderung und ständige Wachsamkeit

Meine Tipps Bei Stresskopfschmerzen und vegetativem Tinnitus solltest du es vermeiden, (zu) lange zu sitzen. Räume dir stattdessen regenerative Pausen ein, in denen du an der frischen Luft spazieren gehst, Wasser trinkst oder eine kurze Atemübung zur Atemvertiefung machst. Schaffe dir etwas mehr Raum für dich selbst und schraube den eigenen Leistungsanspruch herunter.

Vermeide Verstärker wie reizintensive Umgebungen und switche von Multitasking auf Monotasking um. Entlastung, guter Schlaf und Regeneration im vegetativen Nervensystem helfen gerade bei Tinnitus, die Wahrnehmung des Geräuschs zu reduzieren. Sollte es trotz regelmäßiger Übungen und Stressabbau zu keiner Linderung kommen und sollten die Beschwerden über Tage anhalten, konsultiere Ärzte und Osteopathen deines Vertrauens, um andere Ursachen wie Migräne, hormonelle Schwankungen, Ohrerkrankungen oder symptombegünstigende Medikamente abzuklären.

SCHÄDELDRAINAGE

Benötigtes Equipment: Stuhl oder Matte

Zu den sehr sanften osteopathischen Techniken am Kopf und im Gesicht zählt die Schädeldrainage. Sie soll die Durchblutung und den Abfluss von Flüssigkeiten im Kopf- und Halsbereich verbessern und das vegetative Nervensystem beruhigen. Dabei werden die Hände in Bereichen verschiedener Schädel- und Gesichtsknochen aufgelegt und minimal gegeneinander verschoben. Der Griff ist fest, sodass ein Verschieben der Haut vermieden wird. Die Verschiebung selbst findet langsam und achtsam statt.

Die Übung löst Druck und Spannungen im Schädel-, Nacken- und Kieferbereich auf. Das kann zu Entspannung führen sowie zur Linderung von Stresskopfschmerzen, Schwindel und Tinnitus.

1. Setze dich aufrecht auf einen Stuhl oder auf den Boden und lege eine Hand auf das Hinterhaupt am Schädel und die andere flächig auf die Stirn. Verschiebe die Hände langsam mit dem Handballen aufeinander zu, halte kurz inne, und ziehe dann die Finger voneinander weg. So entsteht eine gegenläufige Bewegung der Hände.
2. Lasse die Hand auf der Stirn liegen und umgreife mit Daumen und Zeigefinger der anderen Hand das Nasenbein kurz unter der Nasenwurzel. Verschiebe die Knochen wieder im Wechsel gegeneinander: Stirn nach links, Nasenbein nach rechts, Stirn nach rechts, Nasenbein nach links.
3. Setze die Hand, die das Nasenbein greift, danach um: Umfasse beidseits neben der Nase den Oberkiefer. Öffne den Mund dabei leicht. Verschiebe nun Stirn und Oberkiefer gegenläufig.
4. Dann der Unterkiefer: Die Hand auf der Stirn bleibt wieder liegen, die andere umfasst mit festem Griff den Unterkiefer. Dieser Knochen ist beweglicher, die Bewegung besser spürbar. Öffne den Mund leicht und verschiebe zum Abschluss der Drainage Stirn und Unterkiefer gegenläufig.

Dauer: Führe jeden Schritt der Schädeldrainage 6-mal aus.

Meine Tipps Alle Bewegungen sind nur minimal, aber hocheffektiv. ■ Die Schädeldrainage lässt sich bei Spannungskopfschmerzen gut mit »Dehnen und Cuppen« (Seite 81) kombinieren, bei vegetativem Tinnitus mit der »Massage der inneren Flügelmuskeln« (Seite 104) und bei Schwindel mit dem »CV-4-Griff« (Seite 66).

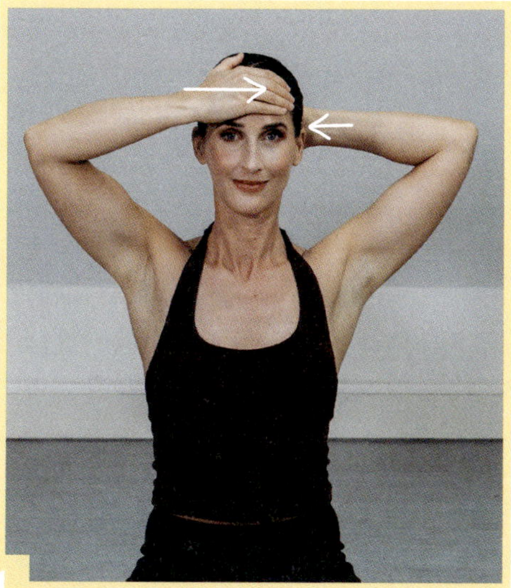
1

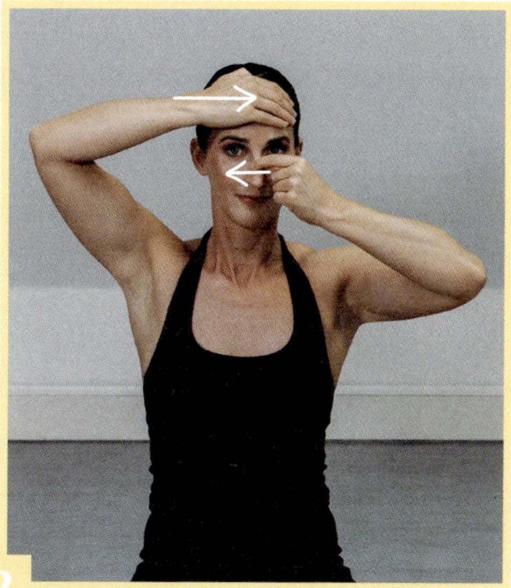
2

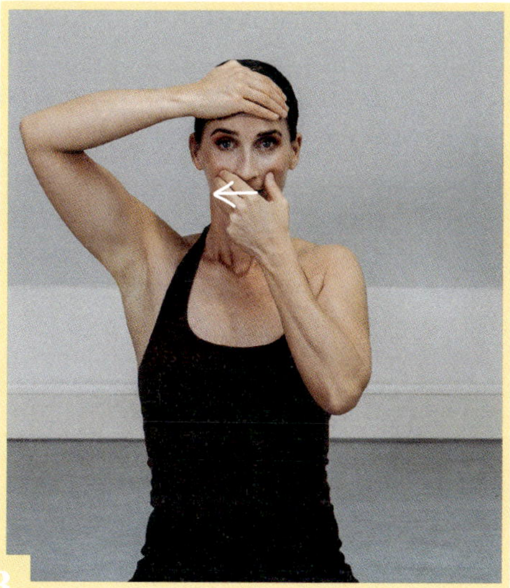
3

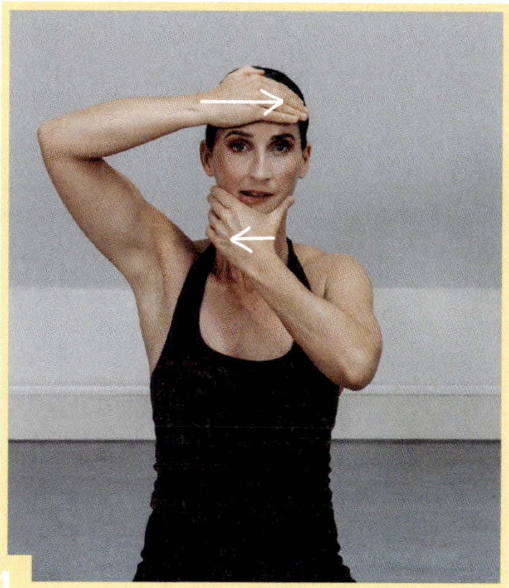
4

EARPULL UND OHRMASSAGE

Der Earpull (Ohrzug) ist eine Technik, bei der das Ohr leicht vom Schädel weggezogen wird. In der osteopathischen Behandlung wird der Griff meist länger gehalten, bis sich die Spannung am Ohr und im Kieferbereich löst und sich der Körper spürbar entspannt, was etwa 1 Minute dauert. Meist entsteht dabei ein angenehmes Wärmegefühl rund um die Ohren. Der Vagusnerv verläuft direkt am Ohr und kann über den Ohrzug gut aktiviert werden. Die anschließende Ohrmassage wirkt über Hunderte Akupressurpunkte beruhigend auf den ganzen Körper ein und senkt spürbar den Muskeltonus.

Die Übung aktiviert den Parasympathikus, fördert die Durchblutung im Ohr- und Kieferbereich, reduziert Gewebespannung und baut Stress ab. Dadurch lassen Symptome wie Druck im Kopf, funktioneller Schwindel und vegetativ bedingter Tinnitus nach.

1. Setze dich aufgerichtet auf einen Stuhl oder auf den Boden. Greife beide Ohren mit Daumen und Zeigefinger nah am Ohransatz am Schädel.
2. Ziehe dann die Ohren nach außen vom Schädel weg. Du hast das Gefühl, im Gehörgang entsteht mehr Platz. Halte die Position so lange, bis ein angenehmes Gefühl von Wärme entsteht und sich der Bereich entspannt.
3. Massiere danach deine Ohren: Streiche die Ohrläppchen 3-mal nach unten aus.
4. Massiere dann in mehreren Bahnen den Ohrrand bis nach oben zur Ohrenspitze.
5. Ziehe die Ohrenspitzen abschließend 3-mal nach oben und streiche sie dabei mit dem Daumen aus. Nimm dir danach Zeit zum Nachspüren. Die Ohren fühlen sich warm und vital an.

Mein Tipp Die Übung lässt sich gut mit der »Golfballmassage« (Seite 86) kombinieren.

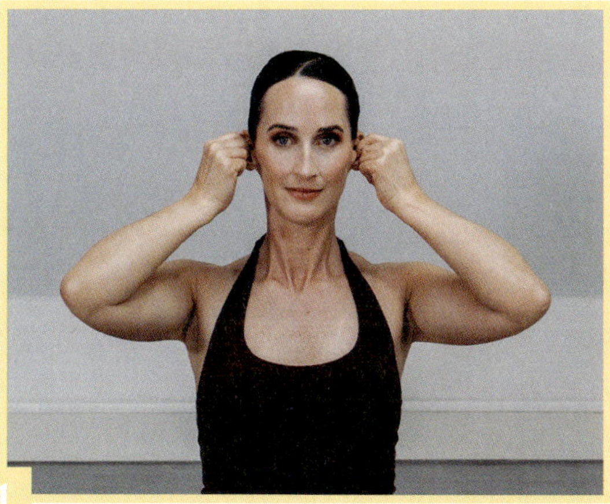
1

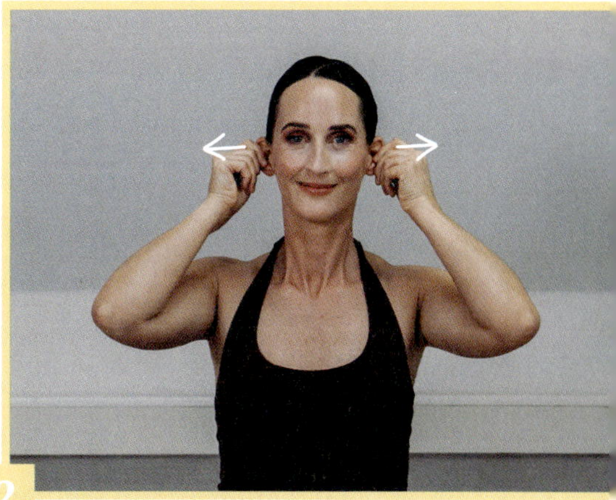
2

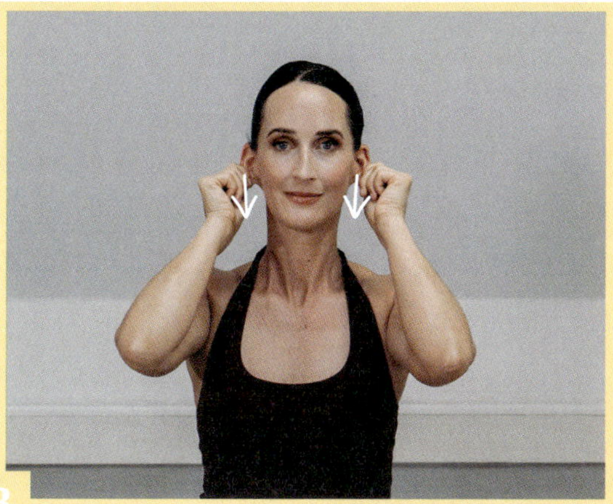
3

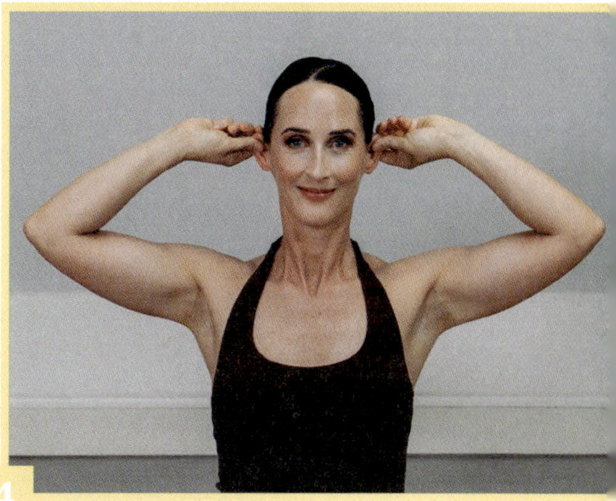
4

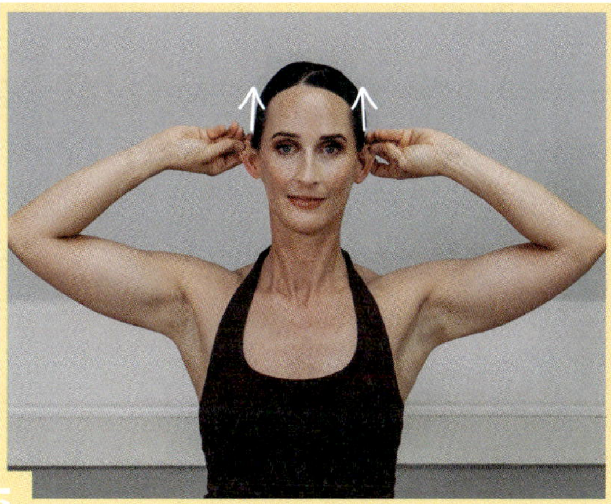
5

ENTSPANNUNG FÜR DEN NACKEN

Benötigtes Equipment: Matte, einen Block und die Duobälle, alternativ ein dickes, festes Buch und zwei Tennisbälle in einer zugeknoteten Socke

Die Übung ist für die kurzen Nackenmuskeln am Übergang Kopf zum Hals von großer Bedeutung. Hier sitzen in den Muskeln nicht nur viele Rezeptoren, sondern auch Nerven und Gefäße.

Direkt daneben befinden sich die Kopf- und Kiefergelenke. Bei Dauerstress und vegetativer Disbalance zeigen sich hier in vielen Fällen gleichzeitig Fehlstellungen. Das feuert spannungsbedingte Symptome wie Schwindel, Tinnitus und Kopfschmerzen an. Lockerung der muskulären Verspannungen in den tiefen Nackenmuskeln, führt dann auch bei diesen Symptomen zur Linderung.

Die Übung löst Spannungen aus den kurzen Nackenmuskeln. Das hat reflektorisch positive Auswirkung auf das Gleichgewicht und die Durchblutung im Kopf- und Halsbereich. Dadurch lindern sich in vielen Fällen Schulter- und Nackenverspannungen, Tinnitus, Sehstörungen, Gehirnnebel (Brain Fog), Schwindel und Kopfschmerzen.

1. Positioniere zuerst den Block quer am Boden. Lege die Duobälle an den Übergang vom Kopf zum Hals und auf den Block, ähnlich wie ein Nackenkissen. Stelle die Füße hüftbreit aus. Lasse den Kopf 1 bis 2 Minuten auf den Duobällen ruhen. Der Druck wirkt auf Punkte, die bei Tinnitus, Kopfschmerz und Schwindel in der Akupressur oft behandelt werden.
2. Initiiere dann eine Nickbewegung, als würdest du Ja sagen. Dabei bewegt sich der Kopf leicht in die Beugung und Streckung. Die Bälle rollen die kurzen Nackenmuskeln aus.
3. Schüttle den Kopf abschließend langsam, als wolltest du Nein sagen. Diese Bewegung ist limitierter und sehr fein. Der Kopf rollt dabei etwas nach links und nach rechts.

Mein Tipp Die Übung lässt sich gut mit »Dehnen und Cuppen« (Seite 81) und »Nackentraktion« (Seite 85) kombinieren.

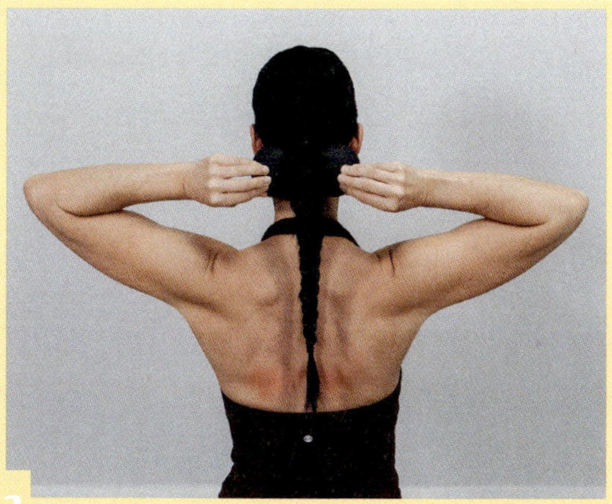

1a

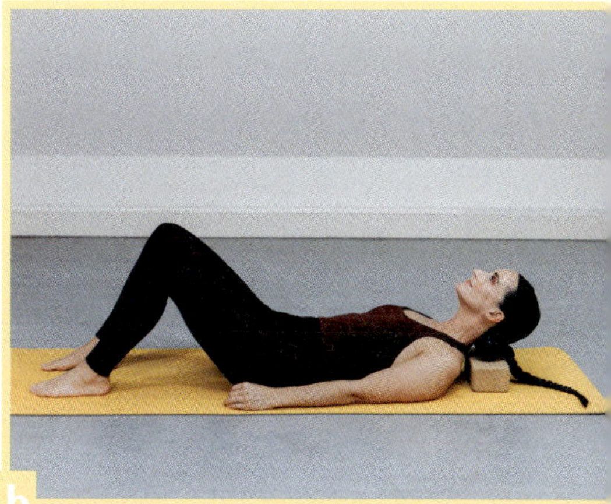

1b

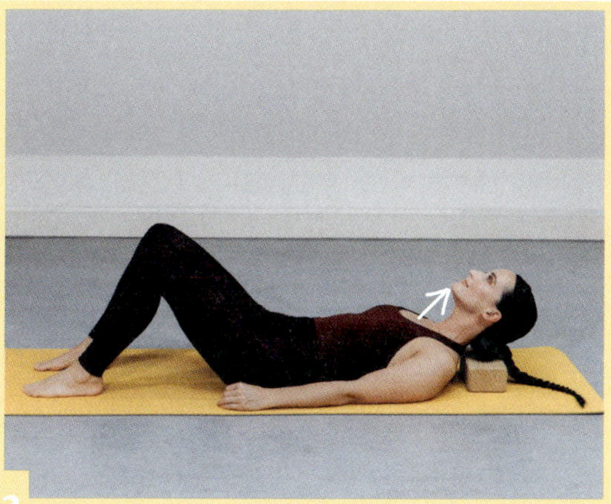

2a

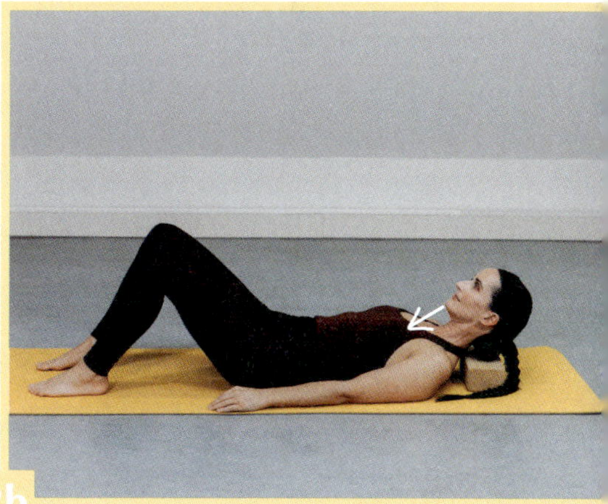

2b

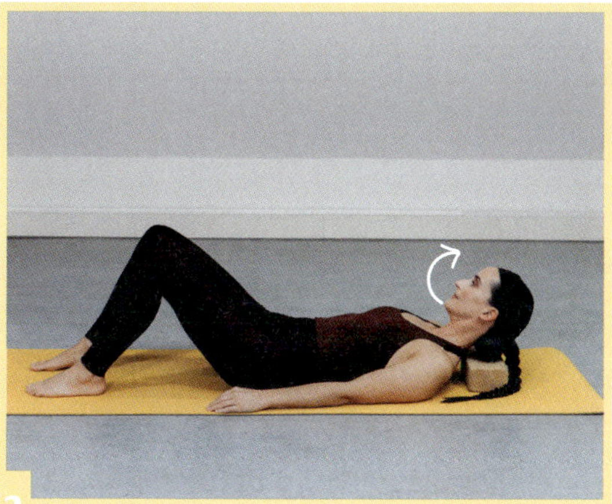

3a

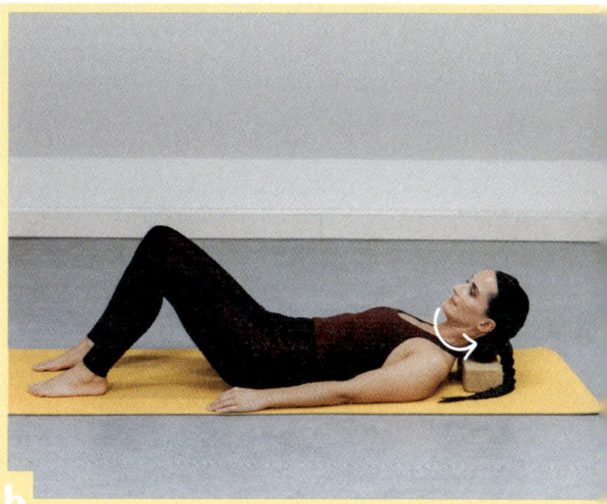

3b

ENTSPANNUNG DER STIRN-JOCHBEIN-NAHT

Benötigtes Equipment: Stuhl

Schädelnähte sind bindegewebige Strukturen zwischen den Schädelknochen, die beim Druckausgleich und bei der Stoßdämpfung im Schädel eine zentrale Rolle spielen. Gleichzeitig sind Schädelnähte Übergangszonen, an denen sich Spannungen sammeln können. In dieser Übung lösen wir Spannungen an der Schädelnaht zwischen Auge und Jochbein *(Sutura zygomatico-frontalis)*, die in der osteopathischen Behandlung bei Spannungskopfschmerzen und Bruxismus behandelt wird.

Die Schädelnaht liegt seitlich am oberen Rand der Augenhöhle, genau dort, wo das Stirnbein (vorne am Kopf) auf das Jochbein (Wangenknochen) trifft. Wenn du mit dem Finger an der Außenseite der Augenbraue Richtung Schläfe tastest, bist du ungefähr in diesem Bereich. Bei schlanken Gesichtern ist die Schädelnaht beidseits am Kopf gut als kleine Kuhle zu tasten.

Linderung bei Spannungskopfschmerzen, Reduktion von Zähneknirschen, Hilfe bei Kieferproblemen, Entlastung bei langer Bildschirmarbeit und bei Stress.

1. Setze dich aufrecht auf einen Stuhl, die Füße fest am Boden. Lege die Fingerkuppen (außer Daumen) seitlich am Schädel neben den Augenbrauen auf.
2. Gib sanften Druck in die Stirn-Jochbein-Naht und übe mit den Fingerkuppen einen Zug nach oben Richtung Haaransatz aus. Wenn du möchtest, schließe die Augen.

Dauer: Halte den Fingerkuppenzug so lange, bis du eine Linderung spürst, meist nach 30 bis 90 Sekunden.

Mein Tipp Die Übung wirkt zusammen mit der »Mobilisation des Jochbogens« (Seite 106) richtig stark!

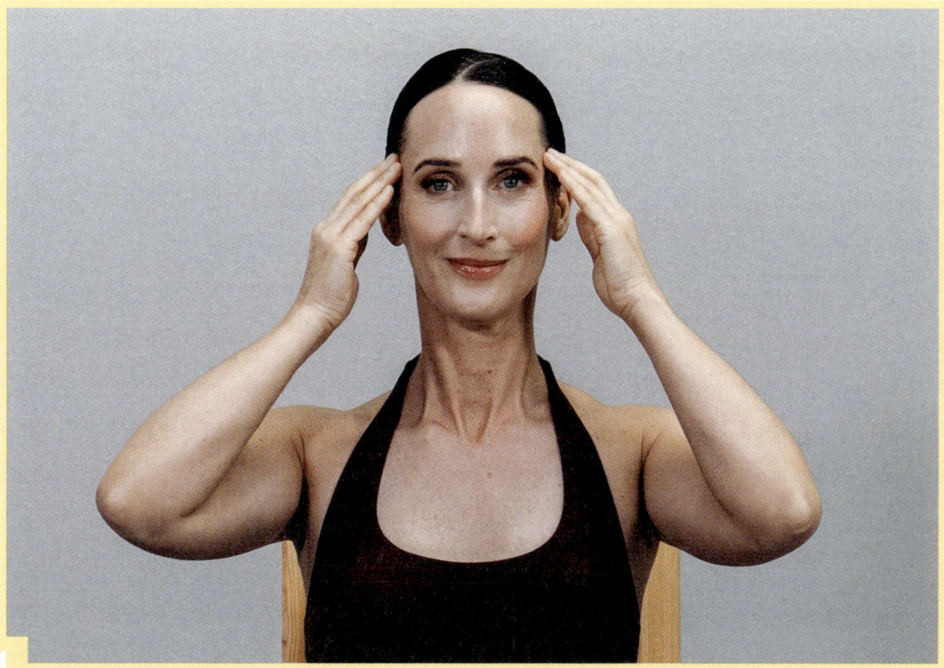

1

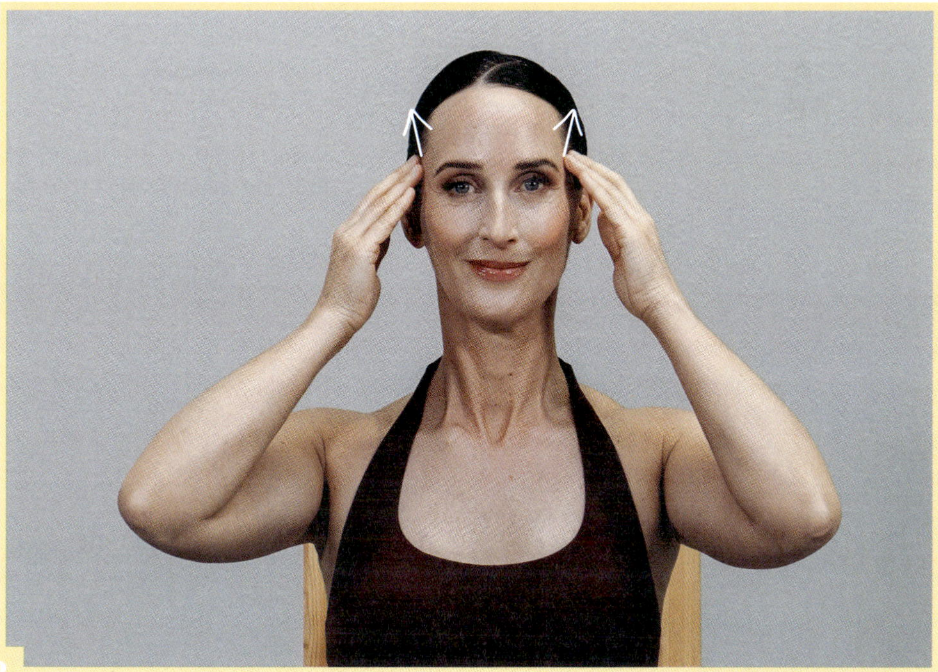

2

AUGENMASSAGE

Benötigtes Equipment: Stuhl

Bei der Augenmassage verschiebst du deine Augäpfel sanft von links nach rechts in den Augenhöhlen. Das mag sich zu Beginn ungewohnt anfühlen. Verschiebe die Augäpfel nur minimal und sehr langsam, damit sich die Augenmuskeln auf die Bewegung einstellen und sich entspannen können.

Die Augen entspannen sich, der Blick stellt sich schärfer ein. Dazu hat die Massage lindernde Effekte bei Spannungs- und Stresskopfschmerzen, die in die Augen ausstrahlen. Durch die kreisenden Bewegungen werden der Lymphfluss und die Durchblutung um die Augen angeregt – leichte Augenringe und Schwellungen nehmen ab. Zusätzlich stimulierst du Akupressurpunkte, die bei Kopfschmerzen, Augenproblemen und Stress helfen.

1. Setze dich aufgerichtet auf einen Stuhl, die Füße fest am Boden. Lege den Kopf ganz leicht in den Nacken und umfasse beide Augäpfel seitlich mit Daumen und Zeigefinger. Bleibe so für einen Moment, damit sich die Augen an den ungewohnten Griff gewöhnen können. Bewege die Augäpfel dann sehr sanft: Die Daumenkuppe verschiebt das Auge um ein paar Millimeter zur Nase. Etwas halten, dann mit der Zeigefingerkuppe das Auge an den äußeren Augenhöhlenrand verschieben. Bewege die Augäpfel 3- bis 5-mal nach rechts und links.
2. Lege die Zeigefinger dann direkt mittig unter die Augen und massiere kreisend 5- bis 7-mal gegen den Uhrzeigersinn. So wird zusätzlich die Lymphe angeregt.
3. Nächster Massagepunkt: Lege die Zeigefinger beidseits außen an den Augenwinkel und massiere kreisend gegen den Uhrzeigersinn.
4. Lege die Zeigefingerkuppen dann mittig über den Augenbrauen auf und kreise hier 5- bis 7-mal gegen den Uhrzeigersinn.
5. Streiche abschließend mit den Zeige- und Mittelfingern zum Haaransatz: Schließe die Augen, lege Zeigefinger- und Mittelfingerkuppen beider Hände übereinander an der Nasenwurzel zwischen den Augenbrauen auf. Streiche 5- bis 7-mal alternierend mit jeder Hand von der Nasenwurzel über die Stirn zum Haaransatz. Die Streichungen dürfen gerne fließend und etwas schneller sein.

Meine Tipps Nicht erschrecken, wenn du danach die Augen öffnest und der Blick zunächst verschwommen wirkt – das ist eine normale Reaktion. Der Blick fokussiert sich erst langsam wieder. ▪ Der Massagedruck sollte immer angenehm sein. ▪ Zu der Übung passt »Entspannter Stirnbereich« (Seite 90).

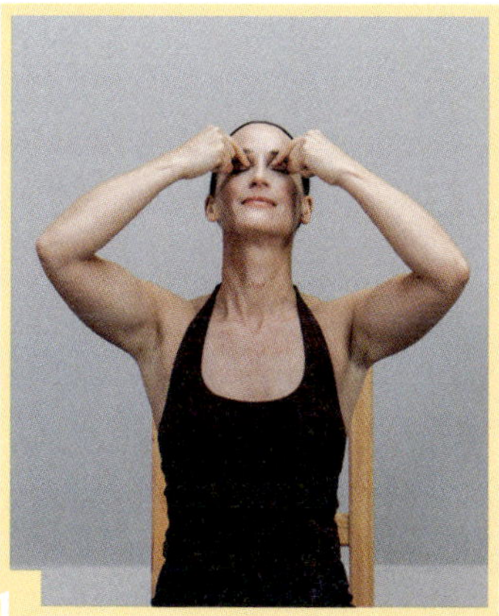
1

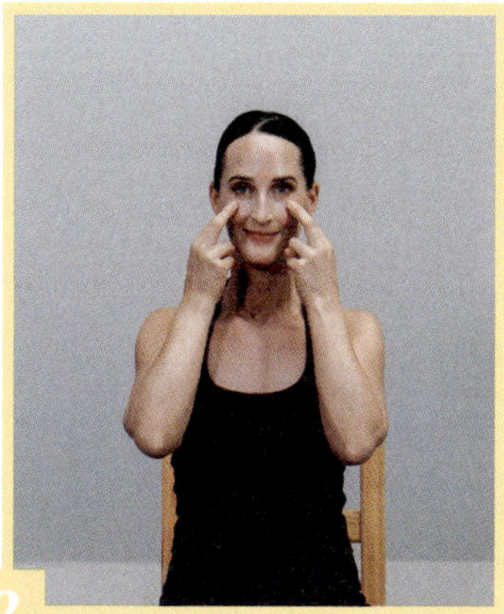
2

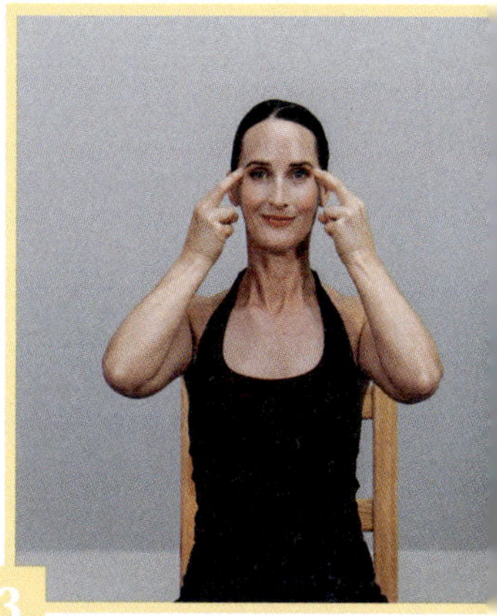
3

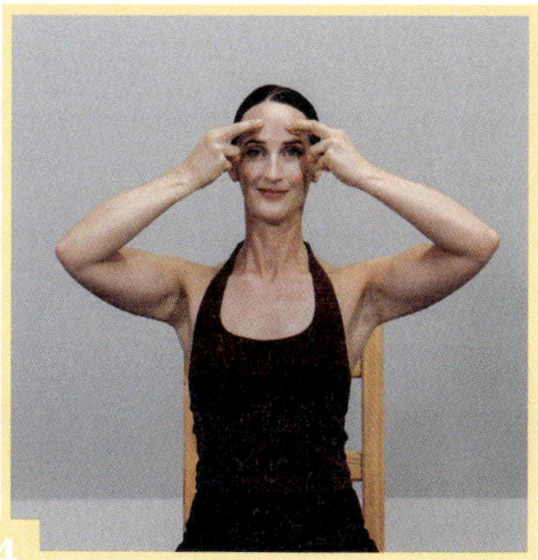
4

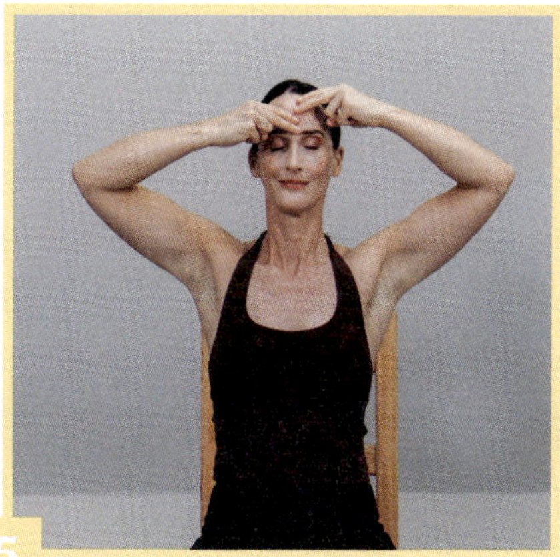
5

KAPITEL 3

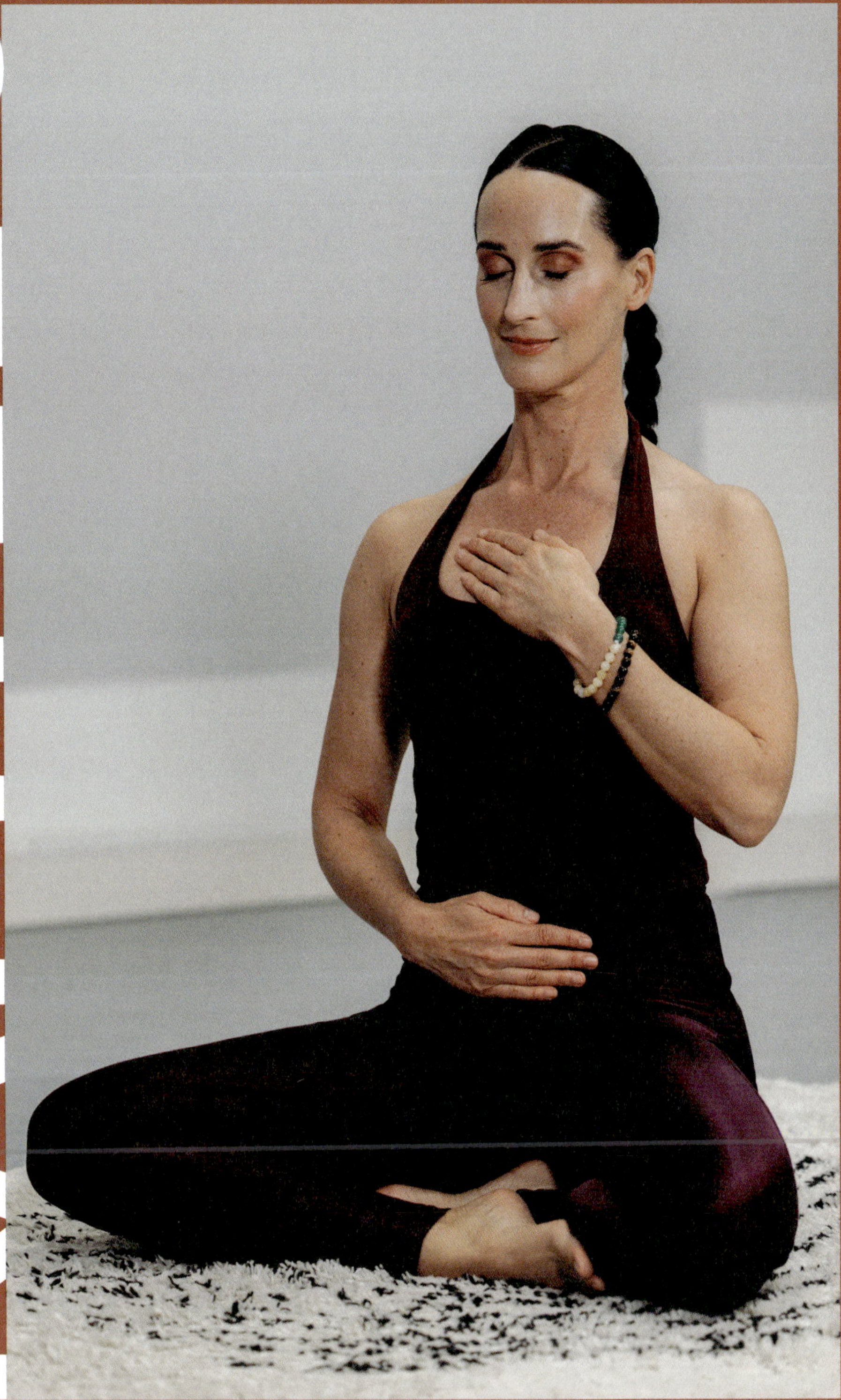

GESUNDE LEBENSWEISE FÜR EIN AUSGEGLICHENES NERVENSYSTEM

Bei einem überlasteten Nervensystem lohnt es sich, den eigenen Lebensstil zu hinterfragen und gezielt zu ändern. Denn wenn du dein Leben genauso weiterführst wie bisher, ist es unwahrscheinlich, dass du deine Beschwerden dauerhaft loswirst. Dabei ist es eigentlich ganz einfach, an gewissen Stellschrauben zu drehen, die das Leben gesünder und stressfreier machen. Nachdem du bereits so viel über das Nervensystem gelernt hast, lade ich dich ein, noch ein paar gesunde Schritte weiterzugehen. Meine Erfahrungen aus der osteopathischen Praxis zeigen, dass der wirkungsvollste Gamechanger meist in regenerativem Schlaf zu finden ist. Wie wäre es, wenn wir dort als Nächstes weitermachen?

Schlaf als beste Medizin: Erholung für Körper und Geist

Mit den Übungen aus dem zweiten Kapitel hast du nun schon viele Möglichkeiten kennengelernt, wie du die Kerben des persönlichen Lebensstils kitten und Beschwerden auf vielfältige Weise lindern kannst. Jetzt lade ich dich herzlich ein, mit diesem Kapitel fortzufahren und relevante Stellschrauben zu entdecken, mit denen du dein Nervensystem so fein einstellst, dass es zurück in die Balance findet. Ein regelrechter Gamechanger hier ist meiner Erfahrung nach der Schlaf. Schlaf ist kein passiver Zustand, in dem der Körper einfach abschaltet. Im Gegenteil: Während der Nacht laufen hochkomplexe Regulations- und Reparaturprozesse ab, die für unsere körperliche und seelische Gesundheit essenziell sind. Guter Schlaf bildet damit eine der wichtigsten Grundlagen für Stabilität im vegetativen Nervensystem und für unsere Fähigkeit, mit Belastungen umzugehen.

Was als optimaler Schlaf empfunden wird, lässt sich nicht allein an der Anzahl der Stunden festmachen. Zwar zeigen Studien, dass die meisten Erwachsenen mit etwa sieben bis neun Stunden Schlaf gut versorgt sind, doch entscheidend ist die Qualität der nächtlichen Erholung. Ein erholsamer Schlaf zeigt sich weniger in Zahlen als in dem Gefühl am Morgen, wenn man aufwacht: Spürst du innere Klarheit, körperliche Frische, ein stabiles Energielevel und das Empfinden, dich reguliert und präsent zu fühlen?

Gerade im Zusammenhang mit Dauerstress kommt dem Schlaf eine Schlüsselrolle zu. Während des Tages ist das Nervensystem mit Anpassung, Reaktion und Leistung beschäftigt. Reize müssen verarbeitet, Entscheidungen getroffen und innere Spannung ausgehalten werden. Die Nacht bietet dem System die Möglichkeit, aus diesem dauerhaften Aktivierungsmodus herauszufinden. Gelingt diese nächtliche Entlastung nicht ausreichend, bleibt der Körper in einem Zustand erhöhter Alarmbereitschaft.

Während des Schlafs finden wir Regeneration auf mehreren Ebenen. Auf der vegetativen Ebene verschiebt sich das Gleichgewicht hin zu Erholung, Reparatur und

Aufbau. Entzündungsprozesse werden abgemildert, das Immunsystem gestärkt und Zellen erneuert. Hormonell kommt es zu einer fein abgestimmten Abfolge von Ausschüttungen verschiedener Hormone und Botenstoffe, die Heilung, Stoffwechsel und Energiehaushalt unterstützen. Gleichzeitig werden im Gehirn Erlebnisse sortiert, emotionale Eindrücke verarbeitet und Gedächtnisinhalte neu organisiert. Schlaf wirkt damit stabilisierend auf Körper, Psyche und Nervensystem zugleich.

Wenn diese nächtliche Regeneration über einen längeren Zeitraum fehlt, bleibt der Stresshormonspiegel erhöht, die Entzündungsneigung nimmt zu, Blutdruck und innere Anspannung steigen. Viele Betroffene erleben dann eine zunehmende Erschöpfung, emotionale Reizbarkeit oder das Gefühl, sich selbst nicht mehr richtig zu spüren. Auch morgens beim Aufwachen zeigt sich dieser Mangel an Erholung deutlich: Statt Klarheit und Energie dominieren Schwere, Benommenheit und innere Unruhe.

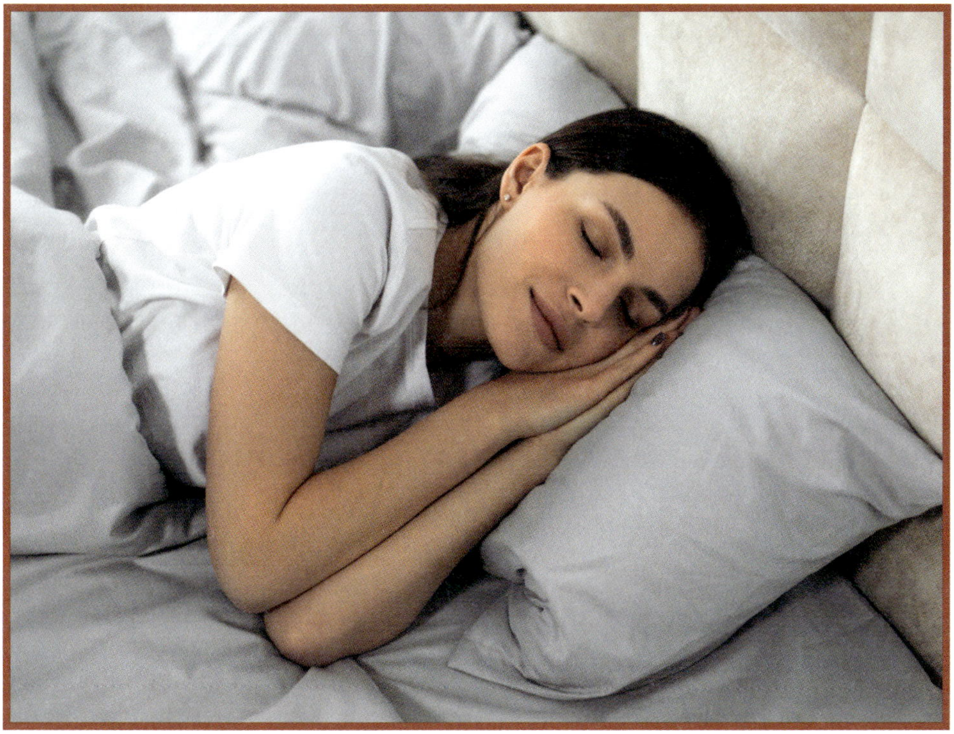

Während des Schlafs regeneriert sich der Körper auf mehreren Ebenen. Fehlt diese nächtliche Regeneration über längere Zeit, verstärken sich Stresssymptome, statt abzuklingen.

Störfaktoren für gesunden Schlaf

Dass Schlaf so wirksam ist, macht ihn sogleich anfällig für Störungen. Unser moderner Alltag bringt zahlreiche Faktoren mit sich, die die nächtliche Regeneration erschweren können. Dazu zählen künstliche Lichtquellen wie Bildschirme, Smartphones, LED-Deckenlampen oder Straßenbeleuchtung, die besonders im Blaulichtspektrum die Ausschüttung von Melatonin, unserem wichtigsten »Schlafhormon«, hemmen. Melatonin steuert maßgeblich unseren Tag-Nacht-Rhythmus und reagiert sensibel auf Helligkeit. Die dadurch gestörte natürliche Hormonregulation beeinträchtigt die Schlafqualität ebenso wie ständige Erreichbarkeit, technische Geräte im Schlafumfeld oder eine unruhige, helle oder zu warme Umgebung. Der Körper benötigt eine leichte Absenkung der Kerntemperatur, um in tiefe Schlafphasen zu kommen. Hitze verhindert diesen Prozess eher. Hinzu kommen Substanzen wie Kaffee, Alkohol oder schwere Mahlzeiten am Abend, die ebenso wie Medikamente – etwa Betablocker, Antidepressiva oder Kortisonpräparate –, direkt in hormonelle und neuronale Abläufe eingreifen. Auch latenter Stress, spätes Arbeiten oder gedankliche Dauerpräsenz wirken wie ein Störsender im Hintergrund und halten das Nervensystem in Alarmbereitschaft.

Schlaf verdient daher mehr Aufmerksamkeit und Wertschätzung. In diesem Sinne ist Schlaf tatsächlich eine der wirksamsten Formen von Medizin. Er wirkt nicht punktuell, sondern ganzheitlich, und stärkt somit die Fähigkeit zur Selbstregulation, erhöht die Belastbarkeit und schafft die Grundlage dafür, dass der Körper und der Geist sich immer wieder neu ausbalancieren können.

Zirkadianer Schlafrhythmus: Leichtschlaf, Tiefschlaf und REM-Schlaf

Schlaf folgt einem sogenannten zirkadianen Rhythmus. Dieser innere 24-Stunden-Takt wird maßgeblich durch Licht gesteuert und gibt dem Körper vor, wann Aktivität sinnvoll ist und wann Regeneration stattfinden sollte. Gerät dieser Rhythmus aus dem Gleichgewicht, etwa durch Dauerstress, unregelmäßige Schlafzeiten oder Bildschirmlicht, fällt es dem vegetativen Nervensystem zunehmend schwerer, zuverlässig zwischen Wachsein und Schlaf umzuschalten.

Im Schlaf durchläuft der Körper mehrere Phasen. Nach dem Einschlafen erfolgen zunächst leichtere Schlafphasen, bevor der Körper in den Tiefschlaf gelangt. Diese Tiefschlafphasen sind entscheidend für die körperliche Regeneration: Puls, Blutdruck und Stresshormone wie Cortisol sinken deutlich ab, das parasympathische System übernimmt die Führung. Hier finden Zellreparatur, Immunstärkung und körperlicher Stressabbau statt. Später folgen REM-Schlafphasen, in denen das Gehirn besonders aktiv ist. Emotionen, Stresserlebnisse und Gedächtnisinhalte werden neu eingeordnet und verarbeitet – es findet eine Art emotionaler Reset statt. Erst das vollständige Durchlaufen aller Schlafphasen macht Schlaf erholsam.

Schlaf – der Spiegel des Nervensystems

Viele Menschen erleben jedoch genau hier Störungen. Einschlafprobleme entstehen häufig dann, wenn der Körper zwar müde ist, der Kopf aber nicht abschalten kann. Puls und Atmung bleiben beschleunigt, die Muskelspannung erhöht und die Stresshormone zirkulieren weiter im Blut. Das Gehirn bleibt im Denk- und Problemlösemodus, die inneren Dialoge und Grübeln dominieren. Gleichzeitig wird die Ausschüttung von Melatonin, dem zentralen Schlafhormon, gehemmt. Biologisch bleibt der Körper dadurch in Alarmbereitschaft, obwohl Erschöpfung vorhanden ist.

Durchschlafprobleme zeigen sich anders, haben aber denselben Ursprung. Hier bleibt der Sympathikus auch während des Schlafs aktiv. Der Körper verharrt in leichter Alarmbereitschaft, das Gehirn wechselt häufiger aus dem Tiefschlaf in leichtere Schlafstadien und Betroffene wachen immer wieder auf. Die tiefen Schlafphasen, die für Regeneration und Aufbau zuständig sind, bleiben verkürzt oder fragmentiert. Besonders in den REM-Phasen kann das Gehirn emotionale Belastungen dann nicht vollständig verarbeiten. Man wacht morgens auf, hat geschlafen, man fühlt sich aber innerlich nicht erholt – ein Zeichen stressbedingter Schlafstörungen. Aktuelle Erhebungen von Krankenkassen zeigen, dass Ein- und Durchschlafprobleme längst kein Randphänomen mehr sind. Ein großer Teil der Erwachsenen in Deutschland berichtet regelmäßig über nicht erholsamen Schlaf, der mit beruflicher Belastung, Dauerstress und innerer Unruhe verbunden ist. Schlaf wird zunehmend zum Spiegel des Nervensystems: Er zeigt sehr ehrlich, wie sicher oder unsicher sich der Körper im Alltag fühlt.

IM ALTER SCHLÄFT MAN ANDERS

Mit zunehmendem Alter verändert sich nicht nur der Körper, sondern auch der Schlaf. Viele ältere Menschen bemerken, dass sie früher aufwachen, häufiger in der Nacht wach liegen oder tagsüber müder sind als früher. Das ist zum Teil eine natürliche Folge der biologischen Veränderungen, die mit dem Älterwerden einhergehen und wodurch sich das Schlafmuster ein wenig verändert: Frühere Bettgehzeiten und früheres Erwachen sind typisch. Die Tiefschlafphasen nehmen ab und der Schlaf wird leichter und störanfälliger. Geräusche, Blasenentleerung oder Schmerzen führen leichter zum Aufwachen – die Gesamtschlafdauer kann kürzer wirken, auch wenn die Erholungswirkung oft ausreichend ist. Neben den natürlichen Veränderungen spielen zusätzliche Faktoren eine Rolle:

- Medikamente wie Blutdrucksenker, Antidepressiva oder entwässernde Mittel können den Schlaf beeinträchtigen.
- Körperliche Beschwerden wie Schmerzen, nächtlicher Harndrang oder Atemprobleme fördern das Wachwerden.
- Psychische Belastungen wie Einsamkeit, Sorgen oder labile Verstimmungen schalten den Gedankenstrom ein und verhindern das Einschlafen.
- Bewegungsmangel oder zu wenig Tageslicht bringen die inneren Uhren aus dem Takt.

Wenn du etwas älter bist, musst du für besseren Schlaf womöglich noch an zusätzlichen Stellschrauben drehen, damit sich die Schlafqualität merklich steigert. Feste Schlaf- und Aufstehzeiten stabilisieren beispielsweise den Biorhythmus, natürliches Licht und Bewegung fördern die nächtliche Melatoninbildung und Übungen zur Entspannung statt aufwühlender Nachrichtensendungen schalten das Gedankenkarussell vor dem Schlafengehen aus. Falls deine Schlafstörungen über Wochen anhalten, Tagesmüdigkeit bei dir stark ausgeprägt ist oder du vermutest, unter nächtlichen Atemaussetzern zu leiden, konsultiere bitte einen Arzt.

Mein Tipp Genau hier liegt aber auch einer der Schlüssel für Regulation und Stressabbau. Schlaf lässt sich zwar nicht erzwingen, aber durch feste Schlafzeiten, bewusstes Lichtmanagement, gezielte Entspannungsübungen vor dem Schlafengehen und das Vermeiden von Elektrosmog und Blaulicht am Abend kannst du deinem vegetativen Nervensystem erlauben, sich zu entspannen, und den Schlaf einladen. Manchmal fühlt es sich sinnvoll an, den eigenen Schlaf mit einer Smartwatch zu tracken und mehr über die eigene Schlafqualität zu erfahren. Nutze die Funktion an deiner Uhr über einige Wochen als Hilfe, um deine festen Schlafzeiten zu optimieren und Veränderungen der Schlafphasen zu überprüfen. Verlasse dich jedoch nicht nur auf die messbaren Werte, sondern schreibe dir auch subjektive Empfindungen auf: Bist du morgens erholt? Wachst du mit Symptomen auf? Sobald sich die Schlafqualität verbessert, lege die Uhr wieder beiseite – schalte Handy und Smartwatch dann wieder ab und verlasse dich mehr und mehr auf dein eigenes Körperempfinden.

Auf der Seite 150/151 findest du eine Sequenz, die deinem Gehirn und deinem Nervensystem Entspannung signalisiert und so dem ganzen Körper hilft, herunterzufahren und in einen Ruhemodus zu finden.

Die vielseitigen Wirkweisen von Bewegung

Dass wir uns mit unserem westlichen, modernen Lebensstil zu wenig bewegen, ist nichts Neues. Dabei hat Bewegung so viele positive Effekte, sowohl auf körperlicher als auch auf mentaler Ebene: Sie baut Kraft auf und gibt sie zurück, sie entlastet und ordnet. Aber manchmal kann sie auch zusätzlichen Druck erzeugen. Entscheidend ist nicht, ob wir uns bewegen, sondern wie und in welchem inneren Zustand. In meiner osteopathischen Praxis erlebe ich täglich, dass körperliche Aktivität dann heilsam wirkt, wenn sie zum aktuellen Stresslevel passt. Denn nicht immer sind unsere Energiereserven und Bedürfnisse die gleichen.

Manche Menschen tragen so viel Spannung in sich, dass sie diese erst einmal loswerden müssen. Für sie darf Bewegung intensiver sein, schweißtreibend, fordernd, eben ein echtes Stressventil zum Entladen. Auspowern schafft für sie Raum. Genauso wichtig wie die Aktivität selbst ist danach jedoch die bewusste Ruhephase, damit der Körper die Spannung auch wirklich loslassen kann.

Andere stehen an einem Punkt, an dem Bewegung weniger Ventil und mehr Wegbegleiter ist: Sie wünschen sich eine nachhaltige Besserung ihrer Beschwerden und sind bereit, Bewegung als wohltuenden Bestandteil des Alltags zu etablieren. Hier geht es um Regelmäßigkeit, um Freude an der Bewegung, Symptomlinderung und um Qualität, die nährt statt erschöpft.

Und dann gibt es Menschen, die so stark und schon so lange unter Stress stehen, dass selbst kleine Schritte zu viel sind. Für sie zählen sanfte Bewegungen, kurze Sequenzen und langsame Impulse, die nicht überfordern und damit noch mehr Stress auslösen, sondern die zu bewältigen sind, ohne alle übrigen Kraftreserven auszuschöpfen.

Für alle gilt: Bewegung darf kein weiterer Stressfaktor werden. Sie muss alltagstauglich bleiben und individuell passen. Im folgenden Abschnitt stelle ich dir unterschiedliche Übungsprogramme vor, die auf verschiedene Stresszustände und Bedürfnisse abgestimmt sind. Wähle für dich das Programm, das dich im Moment intuitiv am meisten anspricht, oder bleibe über einen längeren Zeitraum regelmäßig bei einem Ablauf.

Beides ist sinnvoll, denn wichtig ist, dass dich die Bewegung unterstützt: Wenn du ein Programm intuitiv wählst, wirst du dich automatisch so entscheiden, dass es deinem aktuellen Zustand entspricht. Damit verhinderst du, dass Bewegung gegen innere Widerstände durchgesetzt wird. Gerade bei hohem Stress ist die intuitive Wahl ein Schutz davor, Bewegungseinheiten zu einem weiteren Stressfaktor zu machen.

Das regelmäßige Üben eines Programms über einen längeren Zeitraum hat dagegen eine andere Qualität: Wiederholung schafft Sicherheit. Der Körper darf sich in bekannte Abläufe hinein entspannen. Bewegungsmuster können sich vertiefen, Spannungsveränderungen werden deutlicher wahrnehmbar und Bewegung wird zu einer stabilen Ressource im Alltag. Intuition erlaubt also Anpassung an den Moment,

Regelmäßigkeit schafft Vertrauen und Tiefe. Beides unterstützt den Körper auf unterschiedliche Weise. Genau diese Wahlfreiheit macht Bewegung zu einem hilfreichen Stressventil statt zu einer weiteren Belastung.

Bewegung als Entladung: Spannung loswerden

Im Folgenden Stelle ich dir ein Programm zur Verfügung, das HIIT (High Intensity Interval Training) mit Yoga verknüpft. Dadurch erhältst du ein sportliches Übungsprogramm, mit dem du dich auspowerst und das du als Stressventil nutzen kannst. Ebenso entscheidend wie das Auspowern ist die Phase danach. Erst durch bewusstes Abklingen, Dehnen oder ruhiges Nachspüren kann der Körper wirklich herunterfahren. Daher fließen auch sanfte Yoga-Asanas und Entspannungsübungen mit in das Programm ein.

Über den beigefügten QR-Code kannst du das Programm abrufen und mit mir zusammen üben. Es dauert etwa 30 bis 40 Minuten und eignet sich für Menschen, die in ständiger Bereitschaft leben, innerlich unter Hochspannung sind und sich getrieben, gereizt und »unter Strom« fühlen. Es richtet sich an Menschen, die spüren, dass sie erst etwas loslassen müssen, bevor Entspannung möglich ist. Das Programm lässt sich individualisieren, zum Beispiel indem du die Anzahl der Übungssätze steigerst oder die Wiederholungszahl erhöhst.

Die beschriebene Personengruppe braucht die Möglichkeit, Spannung aktiv abzubauen – wie über ein Ventil, das Stress entladen kann. Diese findet sich mit dem folgenden Programm. Du fühlst dich damit weniger getrieben, kannst mehr Ruhe zulassen und findest abends besser in den Schlaf.

m-vg.de/
link/Nervensystem_04

Andere geeignete Sportarten: Ideal sind fordernde, rhythmische oder kraftvolle Bewegungen, die Energie ableiten, ohne zu überfordern. Ausdauer, Tempo, klare Bewegungsabläufe oder kraftbetonte Fitnesssequenzen können helfen, den inneren Druck zu reduzieren und wieder Boden unter den Füßen zu spüren. Wichtig dabei:

nicht höher, schneller, weiter, sondern gezielt entladen. Wie wäre es mit Rennradfahren, Joggen mit Musik, CrossFit, Skifahren, Fitnessboxen, Schwimmen, Bergwandern oder Ashtanga-Yoga?

Bewegung als Wegbegleiter: Beschwerden nachhaltig lindern

Die nächsten Programme sind für gestresste Menschen ausgelegt, die sich dauerhafte Beschwerdelinderung, mehr Wohlbefinden und gesteigerte Beweglichkeit wünschen und darum bereit sind, sich regelmäßig Bewegung im Terminplan einzuräumen. Es richtet sich an Menschen, die spüren: Ich möchte meinen Körper stärken, verstehen und ihn mit Bewegung unterstützen.

Was der Körper hier braucht, ist eine wiederkehrende, wohltuende Form von Bewegung, die sich gut in den Alltag integrieren lässt und Beschwerden spürbar lindert. Ein ausgewogenes Maß aus Mobilisation, bewusster Wahrnehmung und Übungen, die Symptome Schritt für Schritt abbauen, ist ideal. Entscheidend ist, dass die Bewegung guttut, sich sinnvoll anfühlt und über längere Zeit durchführbar bleibt. So kann sie als Teil des Alltags gesehen werden und nicht als weiteres Projekt. Dafür gebe ich dir fünf Programme an die Hand, die du nach Bedarf deiner Beschwerden auswählen und praktizieren kannst. Sie dauern jeweils etwa 40 Minuten. Bei regelmäßiger Anwendung von zwei bis drei Trainingseinheiten pro Woche kannst du in den meisten Fällen mit nachhaltigen Effekten und dauerhafter Beschwerdelinderung rechnen.

Andere geeignete Sportarten: Optimal sind außerdem Hatha Yoga, Pilates, Funktionstraining, Nordic Walking, Aqua-Joggen, Cardiotraining wie beispielsweise Schwimm- oder Laufkurse.

Auf den Seiten 152 bis 161 findest du fünf Sequenzen, die dir helfen, unterschiedlichen Beschwerdebildern, wie Muskelverspannungen, innere Unruhe, Reizdarm oder Kopfschmerzen zu begegnen und selbstständig zu Linderung und Entspannung zu finden.

Bewegung als Selbstfürsorge: sanft und regenerativ

Auf einem Stresslevel, in dem sich Betroffene total erschöpft fühlen, nur noch müde sind, ausgelaugt, innerlich leer und antriebslos, kann schon der Gedanke an Sport Druck erzeugen oder Überforderung auslösen. Hier signalisiert der Körper deutlich: All meine Energiereserven sind aufgebraucht, ich brauche zunächst Regeneration. In dieser Phase geht es nicht darum, die Leistungsfähigkeit zu steigern oder wieder in Bewegung zu kommen. Druck, Erwartungen oder das Gefühl, mehr tun zu müssen, verschlechtern den Zustand nur. Entscheidend ist, dem Körper Sicherheit zu geben und ihn behutsam wieder spürbar zu machen. Erst wenn Kraft, Stabilität und innere Ruhe wieder empfunden werden, kann Bewegung allmählich intensiver sein.

Andere geeignete Sportarten: Sanfte, langsame und regenerative Bewegungsformen helfen, Spannungen zu lösen, ohne zusätzliche Kraft zu verlangen. Dazu zählen beispielsweise Yin Yoga, gemütliche Spaziergänge in der Natur, Qigong oder Tai-Chi, Sotaiho (japanische Methode zur körperlichen Neuausrichtung) und Feldenkrais.

Einen Bewegungsablauf, der hilft, deine Energie anzuregen und wieder in Schwung zu kommen, habe ich dir auf den Seiten 162/163 zusammengestellt.

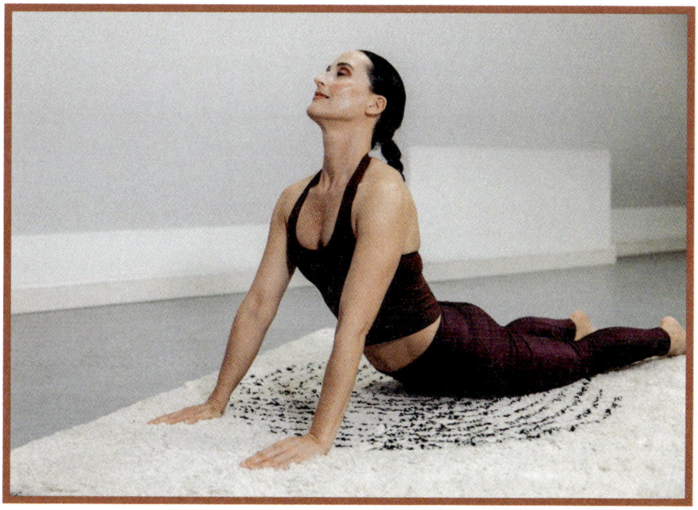

Bewegung heißt nicht immer gleich ein anstrengendes Workout, sondern sie darf auch sanft und entspannend sein.

DEINE GANZHEITLICHE ÜBUNGS-SEQUENZ FÜR HEILSAMEN SCHLAF

In Kapitel 2 ab Seite 51 habe ich dir einzelne Übungen an die Hand gegeben, die mit wenig Zeitaufwand effektiv bei Schlafproblemen helfen. An dieser Stelle möchte ich dir noch eine ganzheitliche Sequenz für heilsamen Schlaf schenken – ganz im Sinne der osteopathischen Philosophie. Sie aktiviert nicht nur den Vagusnerv, sondern entspannt und beruhigt gleichzeitig all jene Körperstrukturen, die durch schlechten Schlaf der Regeneration bedürfen. Durch den ganzheitlichen Ansatz wirkt sie tiefer und nachhaltiger als einzelne Übungen, benötigt aber auch mehr Platz in deinem Terminkalender. Du solltest dafür etwa 40 Minuten einkalkulieren. Versuche, die Übungssequenz bei Schlafproblemen zumindest einmal in der Woche einzuplanen. Wenn du nach der Übungssequenz im Bett liegst, könntest du eine Meditation oder eine Selbsthypnose anschließen. Online findest du eine riesige Auswahl.

Wirkung

Zunächst wird jede Anspannung abgeschüttelt. Die gesamte Muskulatur am Körper und im Gesicht, die Organe und, vor allem für knirschende Menschen wichtig, das Kiefergelenk kommen zur Ruhe.

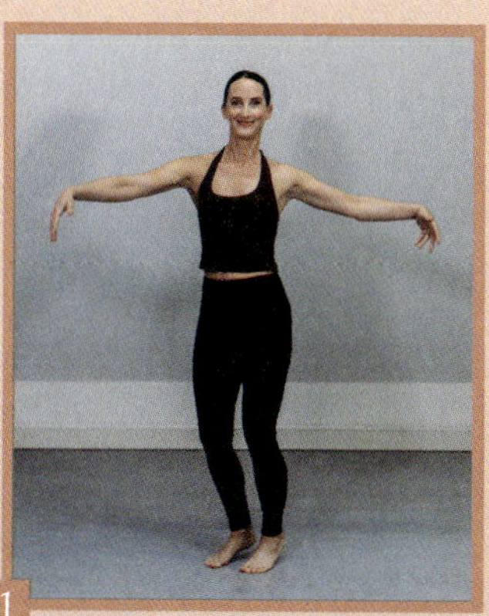

1 Schüttelübung, Seite 100

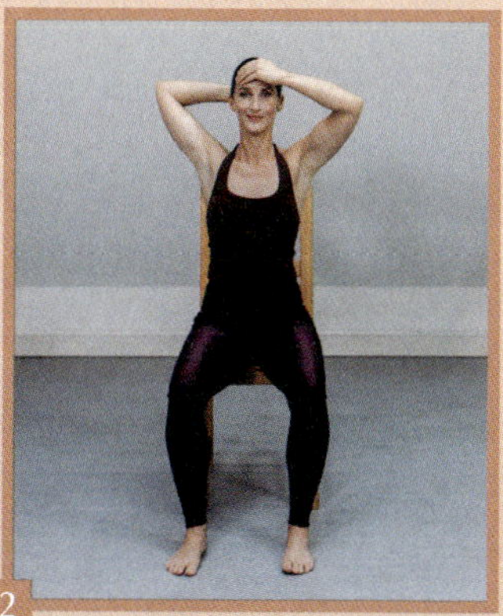

2 CV-4-Griff, Seite 66

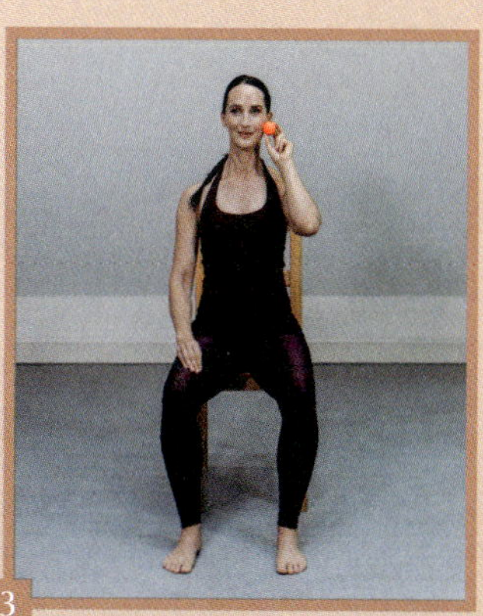

3 Golfballmassage, Seite 86

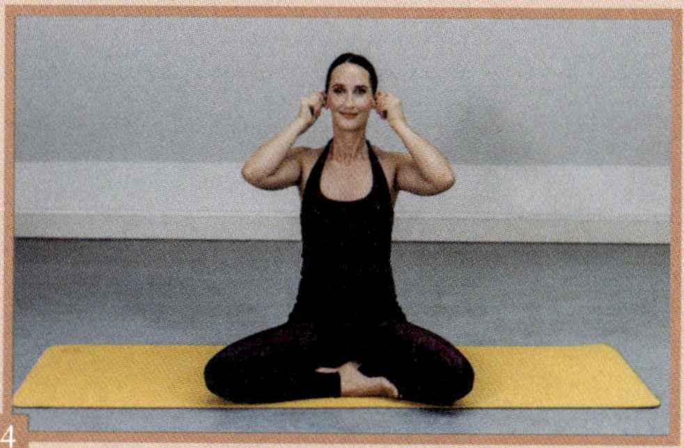

4 Earpull und Ohrmassage, Seite 130

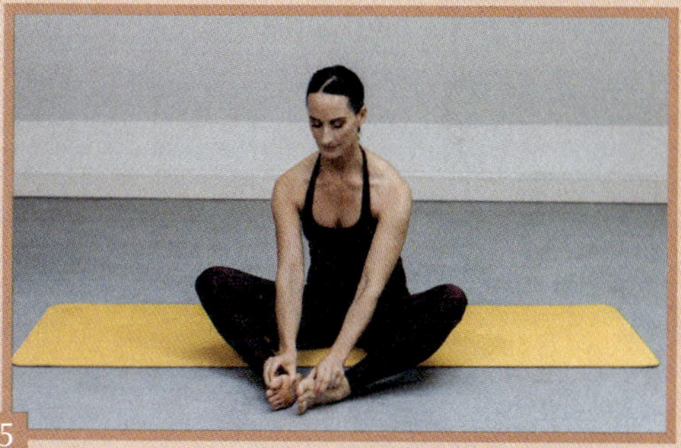

5 Ganzkörperausgleich, Seite 68

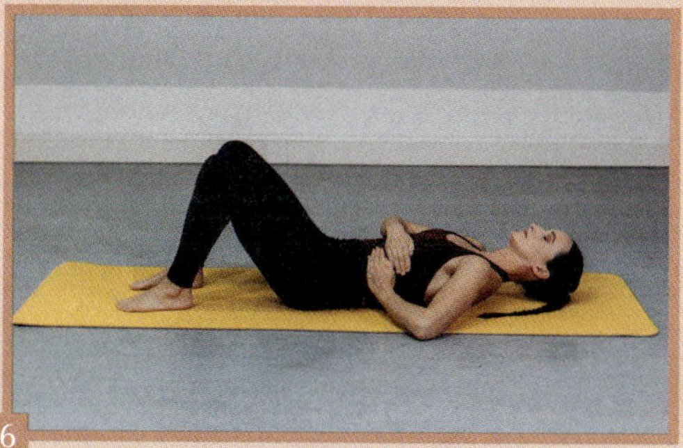

6 Leberdrainage mit Hu-Atmung, Seite 98

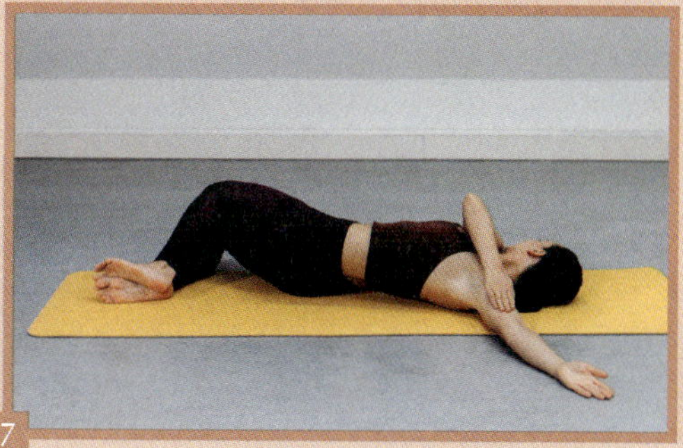

7 Den Rücken lockern, Seite 92

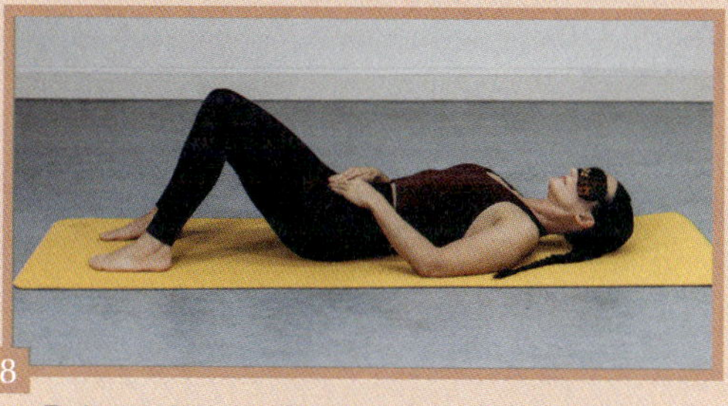

8 Release für den Psoas-Muskel, Seite 96

PRÄVENTION IN STRESSPHASEN

In diesem Programm habe ich dir Übungen aus dem Buch zusammengestellt, die in Stressphasen helfen, dem Körper Energie zuzuführen und seine Regulationskräfte zu fördern. Es ermöglicht zudem, den Kontakt zum eigenen Körper auf wohltuende, unterstützende Weise zu behalten. Sieh es als eine Hilfe, deine Kräfte trotz Herausforderungen über einen längeren Zeitraum zu erhalten. Zu solchen Stressphasen zählen beispielsweise Prüfungsvorbereitungen, Elternschaft, Projektarbeit, Krankheit, Hausbau und herausfordernde Übergangssituationen wie Ruhestand, Trennung, Jobwechsel oder Wechseljahre. Das Programm dauert etwa 40 bis 60 Minuten. Schließe es jeweils mit einer kurzen Nachspürphase in der Rückenlage ab, in der die osteopathischen Impulse in Ruhe mit den Körperfunktionen verknüpft werden können, bevor du zurück in den Alltag gehst. Übe es ein- bis dreimal pro Woche.

Wirkung

Die Übungen sind wie ein Schutzschild vor Überforderung in herausfordernden Zeiten zu sehen. Sie erhalten die körpereigenen Ressourcen und geben dir Energie, um über einen längeren Zeitraum gesundheitsbewusst mit Stress umgehen zu können.

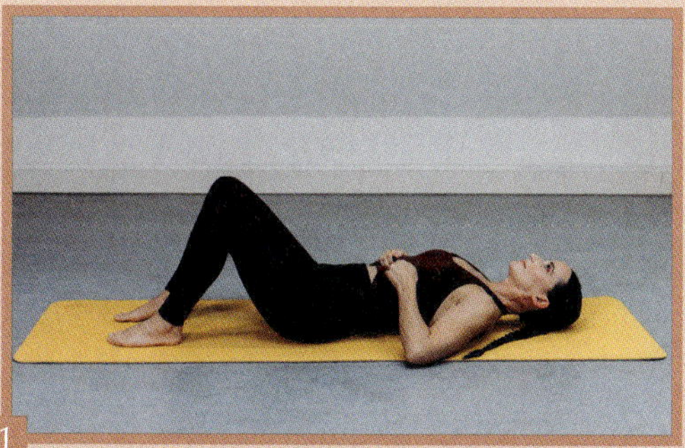

1 Beckenuhr mit Zwerchfellgriff, Seite 64

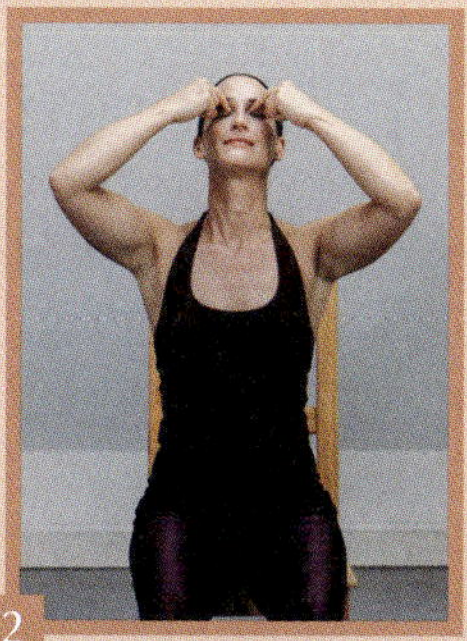

2 Augenmassage, Seite 136

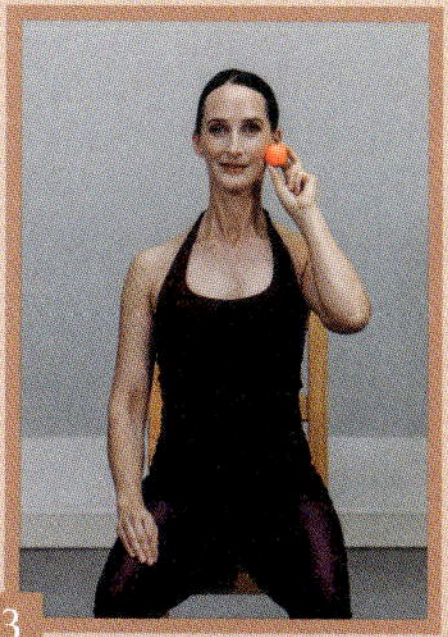

3 Golfballmassage, Seite 86

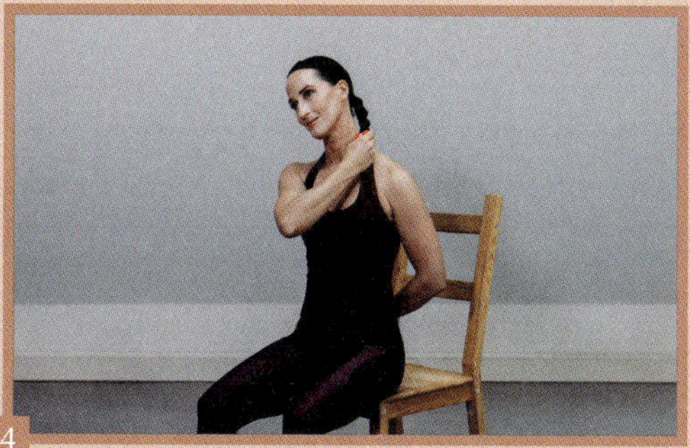

4 Dehnen und Cuppen, Seite 81

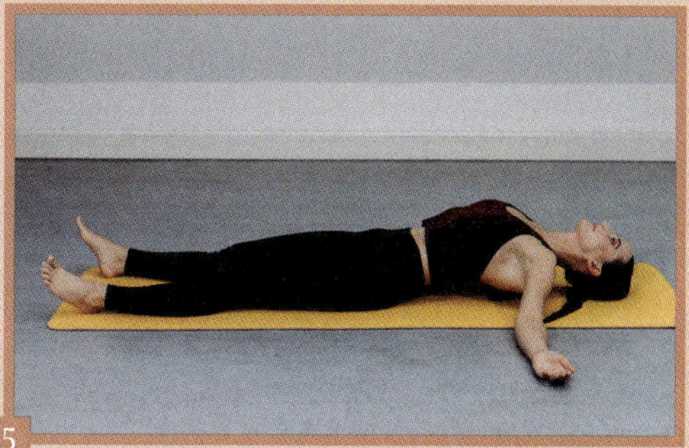

5 Brustkorb mit Duobällen lockern, Seite 116

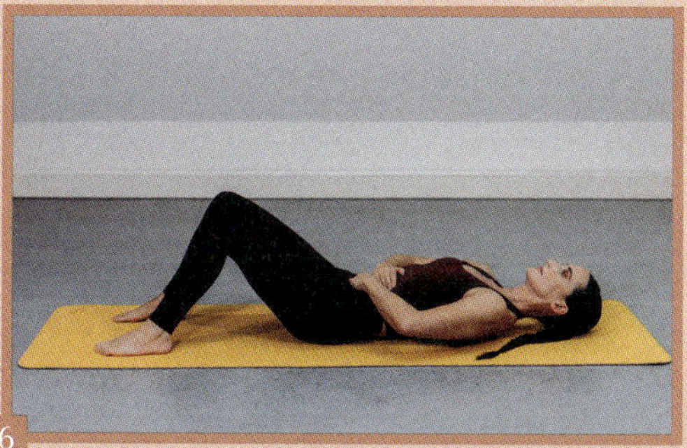

6 Globale Bauchmassage, Seite 124

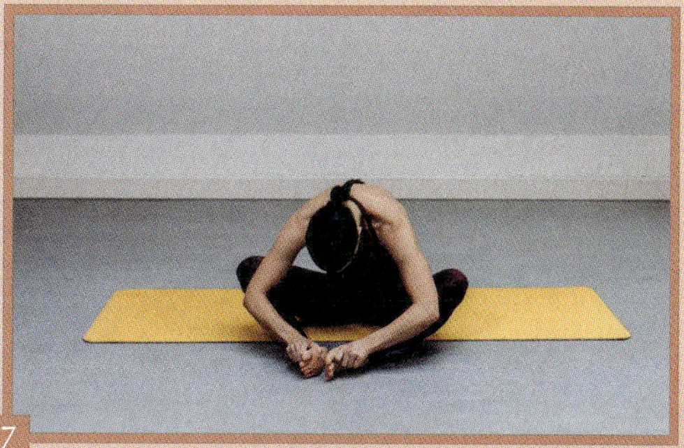

7 Ganzkörperausgleich, Seite 68

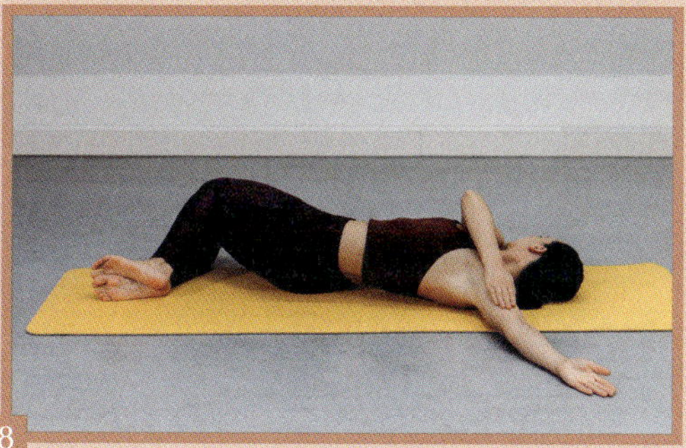

8 Den Rücken lockern, Seite 92

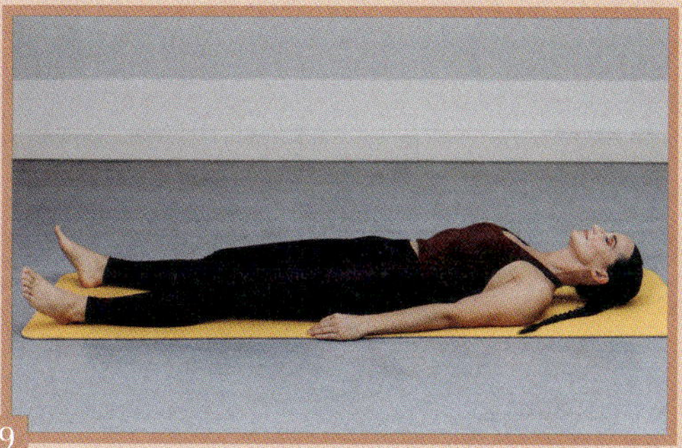

9 Schmerzatmung, Seite 71

MUSKULÄRE VERSPANNUNGEN

Die folgenden Übungen habe ich dir gegen Muskelverspannungen im Rücken, Schulter-, Nacken- und Gesichtsbereich zusammengestellt. Hierbei ist es wichtig, mit einer Körperwahrnehmungs-Übung (ab Seite 56) zu starten, damit du ein Vorher-nachher-Gefühl für deinen Körper benennen und deine Muskelverspannungen genauer lokalisieren kannst. Das Programm dauert etwa 40 bis 60 Minuten, je nachdem, wie lange du die Entspannungsphasen zu Beginn und am Ende ausdehnen möchtest. Ich empfehle dir, auch mal nach einer Übung innezuhalten und dir etwas Zeit zu nehmen, um der Wirkung Raum zu geben. Für die Entspannung am Ende des Programms hast du folgende Optionen: Entweder wählst du eine, die du vielleicht schon aus einem Entspannungskurs kennst, oder du nimmst deine Entspannungsübung vom Anfang und vergleichst deine Empfindungen mit den Anfangswerten.

Wirkung

Das Programm hilft, Muskeln zu entspannen, die im Dauerstress zunehmend anspannen und für Bewegungseinschränkungen und Schmerzen sorgen. Zusätzlich dämpft es die Sympathikusaktivität und trainiert den Parasympathikus.

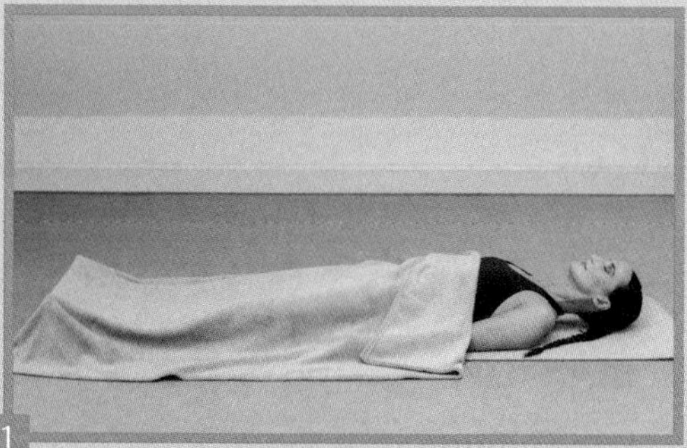

1 Körperreise, Seite 60 (Beispiel)

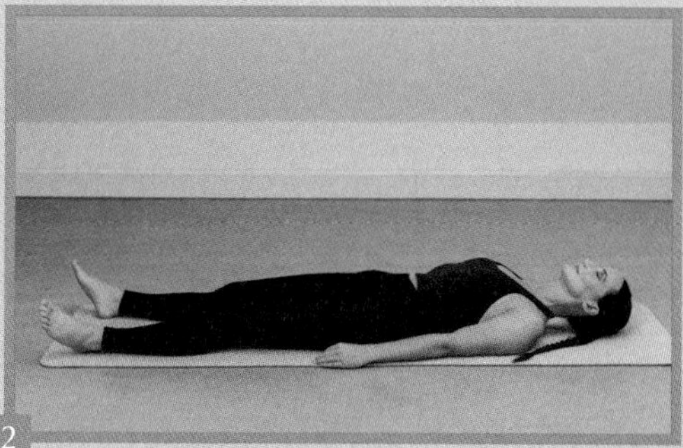

2 Schmerzatmung, Seite 71

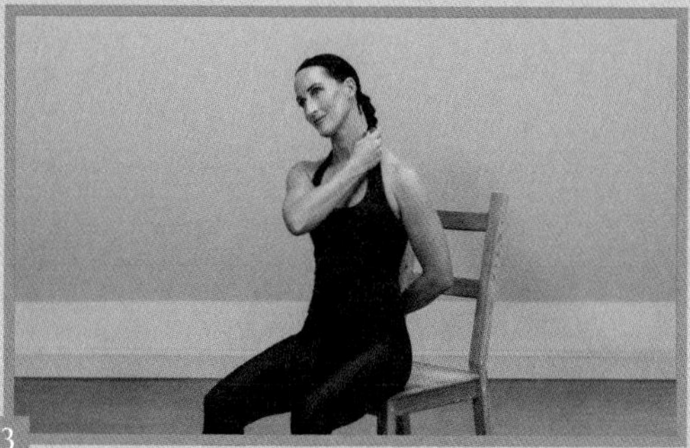

3 Dehnen und Cuppen, Seite 81

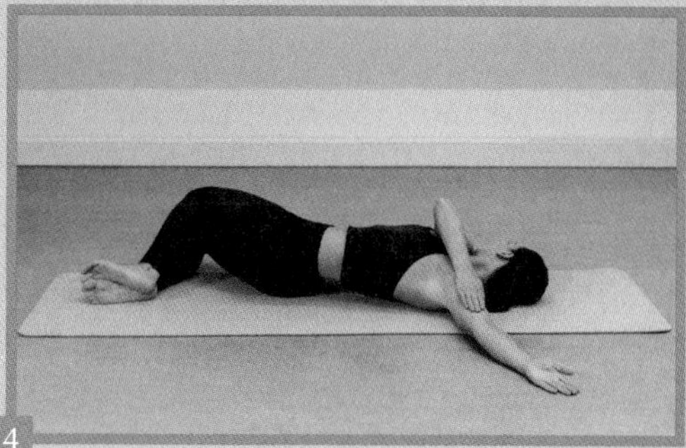

4 Den Rücken lockern, Seite 92

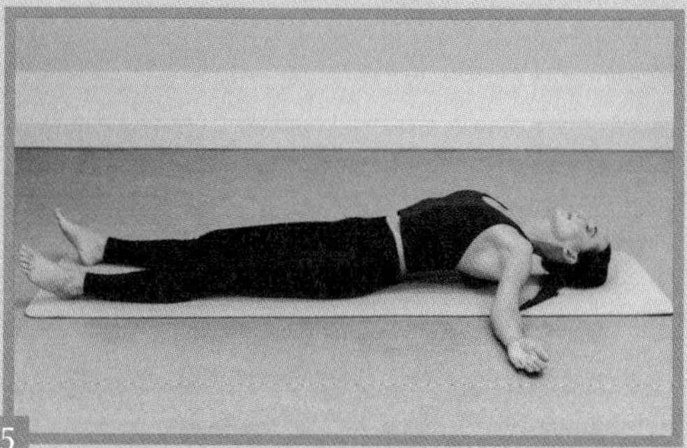

5 Brustkorb mit Duobällen lockern, Seite 116

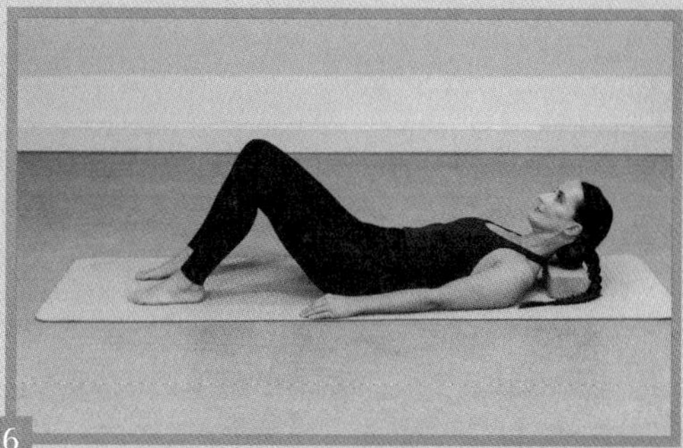

6 Entspannung für den Nacken, Seite 132

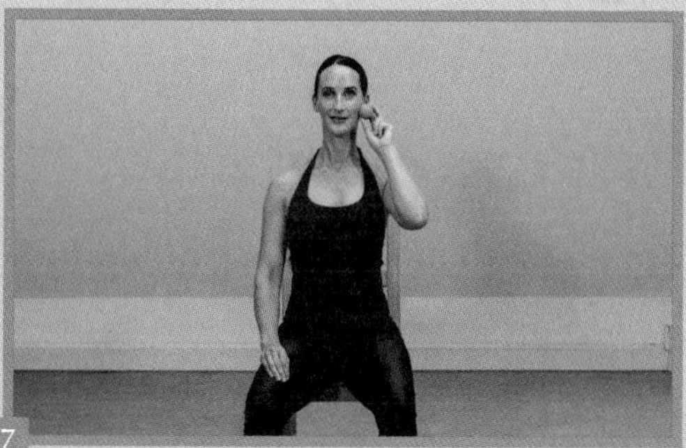

7 Golfballmassage, Seite 86

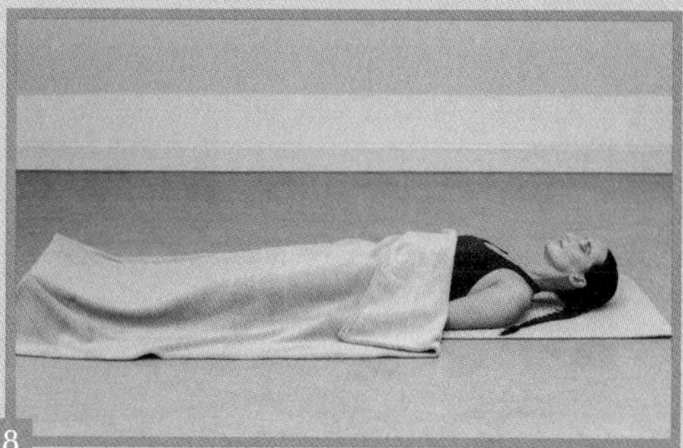

8 Körperreise, Seite 60 (Beispiel)

INNERE UNRUHE, LABILITÄT UND KLOPFENDES HERZ

In diesem Programm wirken Übungen aus dem Buch, die diffusere Symptome und subtile Empfindungen wie Herzklopfen, fehlgeleitete Atemmuster, inneres Kribbeln oder emotionale Labilität adressieren, und helfen, das innere Gleichgewicht so einzustellen, dass die Beschwerden mit der Zeit milder werden. Solltest du von diesem Symptomkomplex betroffen sein, ist es für dich wichtig, das Programm regelmäßig und gewissenhaft durchzuführen. Lege besonders viel Wert auf die Entspannungsübungen zu Beginn und am Ende der Trainingseinheit. Nachdem du dich abschließend zu einem Päckchen zusammengerollt hast und deinen Rücken durch Hin-und-her-Schaukeln massieren konntest, lege dich auf den Rücken, vielleicht mit Schlafmaske und Decke, und lasse die Impulse für 5 bis 10 Minuten in Ruhe nachwirken. Wenn du magst, kann du im Hintergrund ruhige Musik dazu laufen lassen.

Wirkung

Das Programm reguliert das vegetative Nervensystem, selbst wenn es über einen langen Zeitraum getriggert wurde und erschöpft ist. Es befreit von körperlichen und emotionalen Blockaden, die innere Unruhe oder Labilität auslösen oder für Herzklopfen und flache Atmung sorgen. Zusätzlich dämpft es die Muskelspannung, entlastet die inneren Organe und sorgt für einen besseren Blut- und Lymphfluss, damit der Körper seine Selbstheilungskräfte mobilisieren kann.

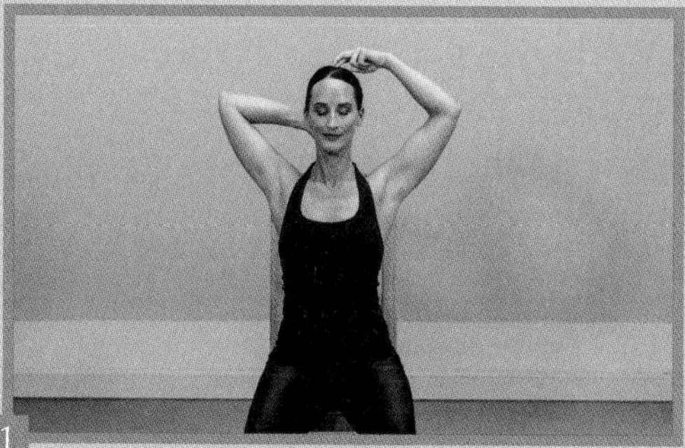

1

Loslassen, Seite 76

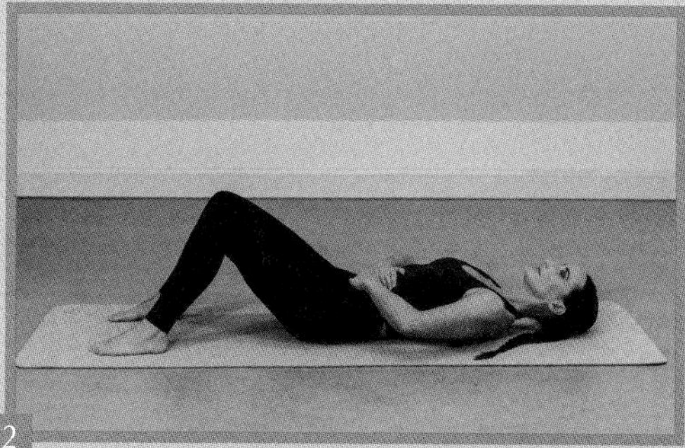

2

Globale Bauchmassage, Seite 124

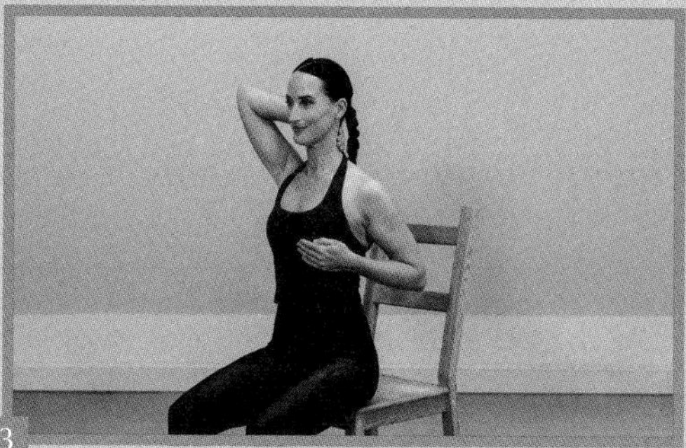

3

Das Herz beruhigen, Seite 110

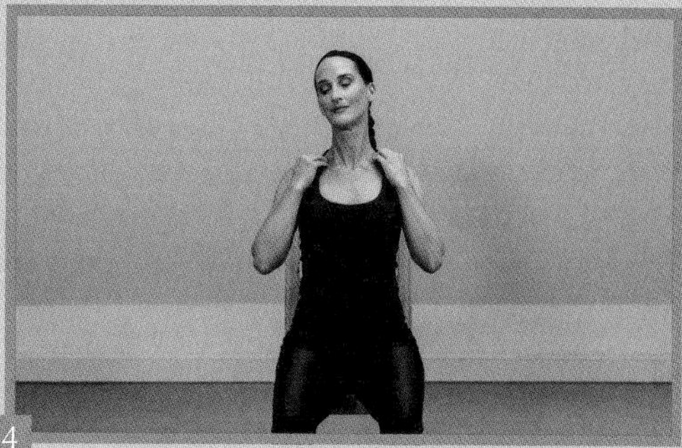

4

Entlastung der oberen Apertur, Seite 112

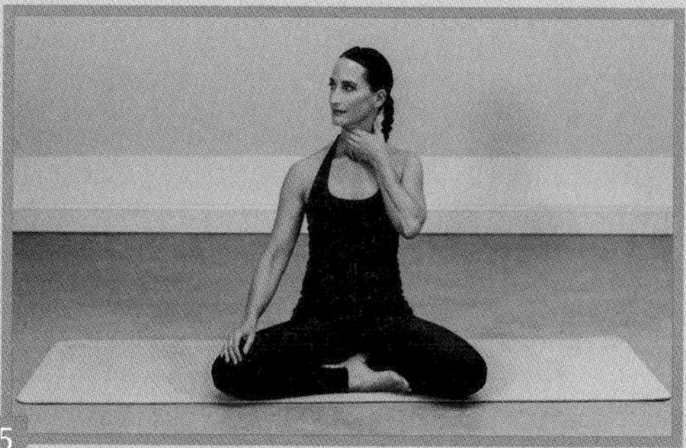

5

Vagusnerv-Dehnung am Hals, Seite 88

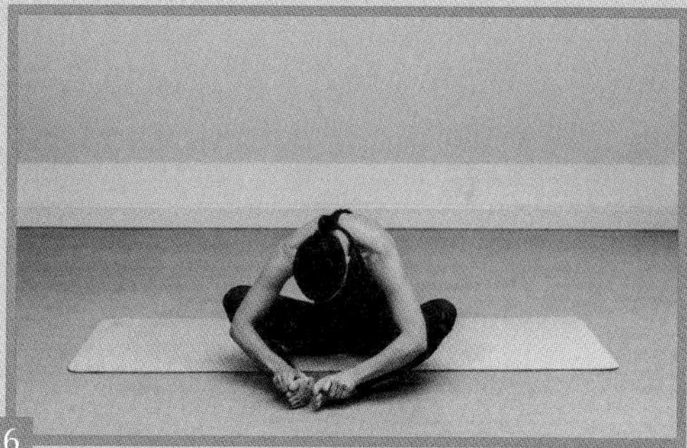

6

Ganzkörperausgleich, Seite 68

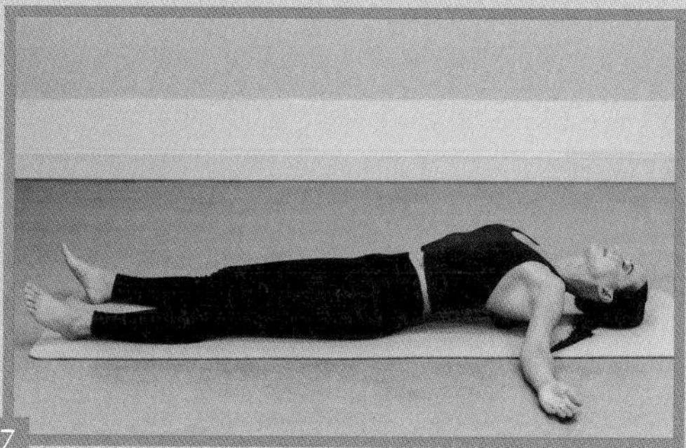

7

Brustkorb mit Duobällen lockern, Seite 116

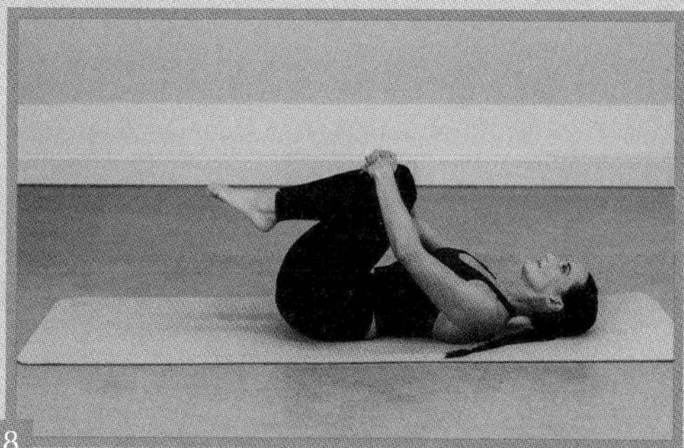

8

Den Rücken lockern, Seite 92

REIZDARM UND REIZMAGEN

Das Programm richtet sich an Menschen, denen Stress besonders auf den Magen-Darm-Trakt schlägt. Es hilft, das enterische Nervensystem zu regulieren, also die Verbindungswege zwischen Gehirn und Darm. Darüber hinaus trainiert es den Vagusnerv, der die Darmbewegungen und die Produktion von Verdauungssäften mitbestimmt. Es adressiert dazu Körperstrukturen, die bei Reizdarm und Magenbeschwerden zusätzlich in Dysfunktionen geraten, wie etwa der untere Rücken oder bestimmte Organe wie die Leber. Wer von Reizdarm oder Reizmagen betroffen ist, sollte das Programm regelmäßig durchführen und sich Zeit dafür lassen. Erst dann können nachhaltigere Ergebnisse erwartet werden. Übe das Programm 2-mal in der Woche. Es dauert etwa 50 Minuten.

Wirkung

Das Programm aktiviert den Parasympathikus und reguliert die Vagusnerv-Funktion. Dadurch können Verdauungsvorgänge besser angesteuert werden und der Darm kann sich von den vielen Stressreizen erholen. Es lindert Begleitsymptome wie Kopfschmerzen, Gehirnnebel (Brain Fog) und Rückenschmerzen. Zudem mildert es Ängste und stärkt das Selbstwertgefühl. Dadurch stehen den Betroffenen soziale Kontakte wieder offen.

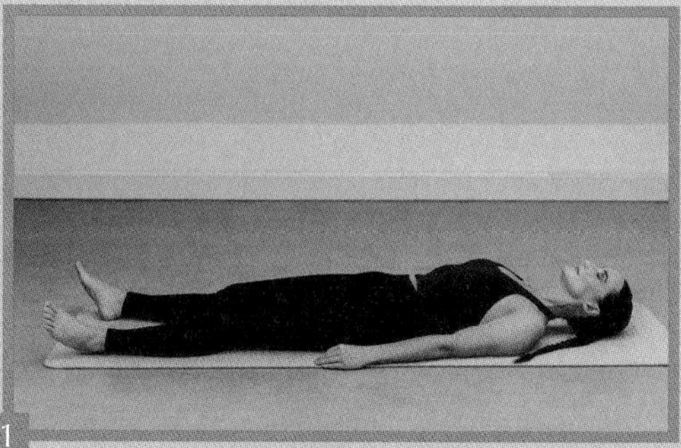
1
Schmerzatmung, Seite 71

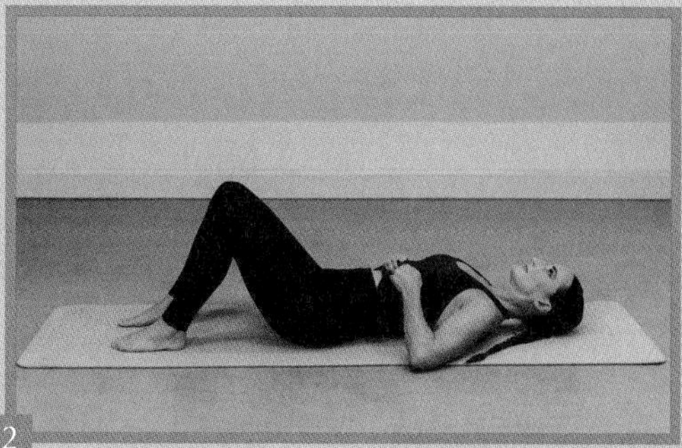
2
Beckenuhr mit Zwerchfellgriff, Seite 64

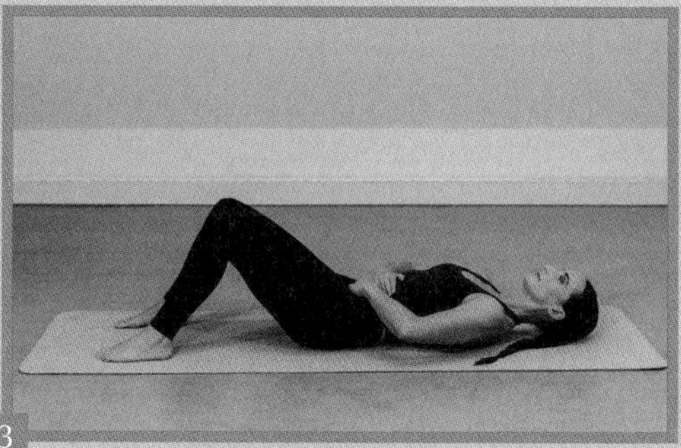
3
Globale Bauchmassage, Seite 124

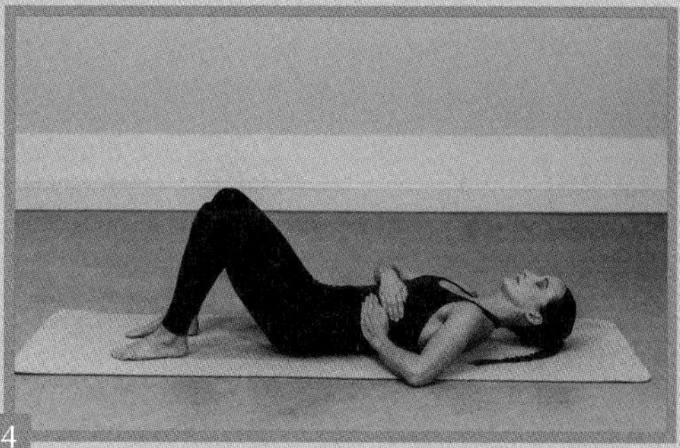
4
Leberdrainage mit Hu-Atmung, Seite 98

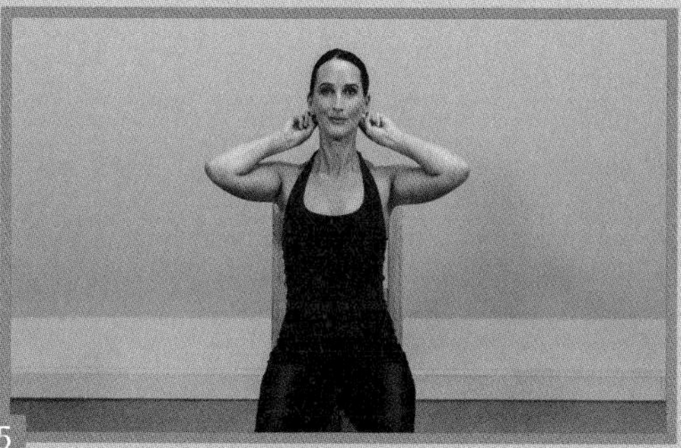
5
Entspannung der Darmklappen, Seite 120

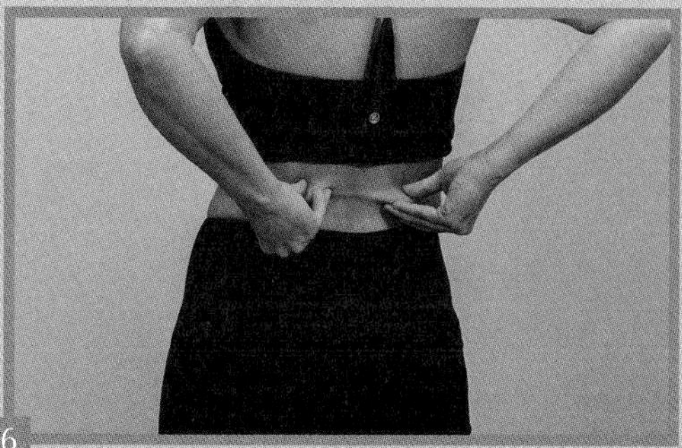
6
Am Rücken ziehen, Seite 122

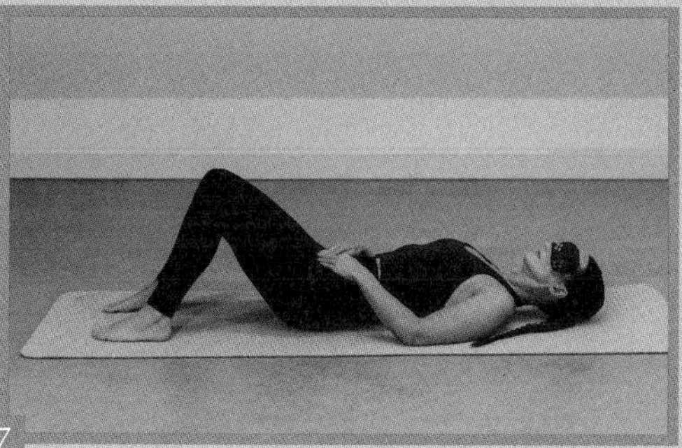
7
Release für den Psoas-Muskel, Seite 96

KOPFSCHMERZEN, TINNITUS UND SCHWINDEL

Für dieses Programm habe ich dir Übungen aus dem Buch zusammengestellt, die so aufeinander abgestimmt sind, dass sich die jeweiligen Wirkungen verstärken. So erwirbst du ein ganzheitliches Selbstbehandlungskonzept bei Kopfschmerzen, Schwindel und Tinnitus. Es bezieht all jene Körperstrukturen mit ein, die mit in den Symptomkomplex involviert sind. Dazu zählen beispielsweise Gesichtsmuskeln, Schädelnähte, Gefäße und Energiebahnen. Das Programm ist umfangreicher und dauert etwa 60 Minuten. Du brauchst dazu die Duobälle und zwei Cups.

Beginne dein Programm im Sitzen, entweder mit einer der Entspannungsübungen der Seiten 56 bis 61 oder spüre mit geschlossenen Augen kurz in dich hinein – nimm dir dafür dann etwa 3 bis 5 Minuten Zeit. Schließe danach die Schädelatmung an. Lege dich abschließend für 5 Minuten auf den Rücken und lasse die osteopathischen Impulse in Ruhe nachwirken. Dazu kannst du dich gerne zudecken und es dir gemütlich machen.

Wirkung

Das Programm hilft, Stresskopfschmerzen aufzulösen, Geräusche bei vegetativem Tinnitus abzumildern und stressbedingten Schwindel aufzulösen. Darüber hinaus kannst du das Programm auch bei Bruxismus anwenden oder bei trockenen Augen und chronischer Nasenverstopfung. Es reguliert das vegetative Nervensystem ganzheitlich, mobilisiert Ressourcen und baut neue Energien auf, damit du widerstandsfähiger wirst.

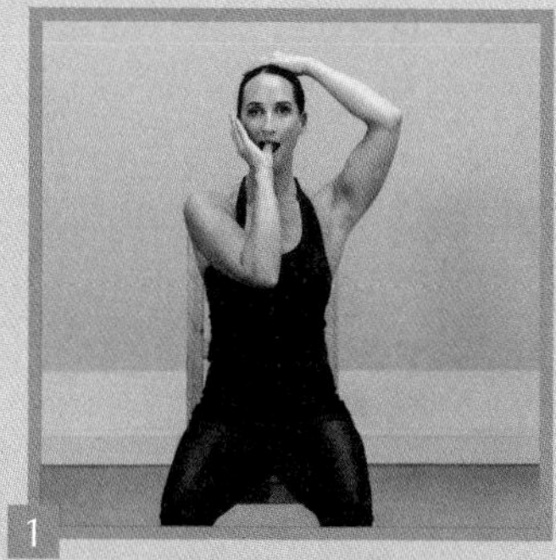

Schädelatmung, Seite 72

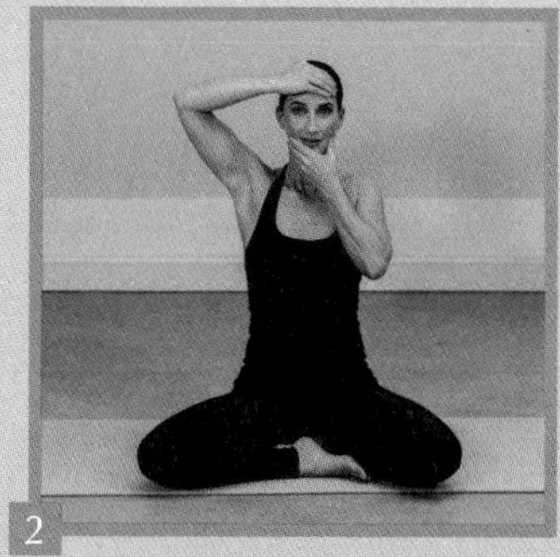

Schädeldrainage, Seite 128

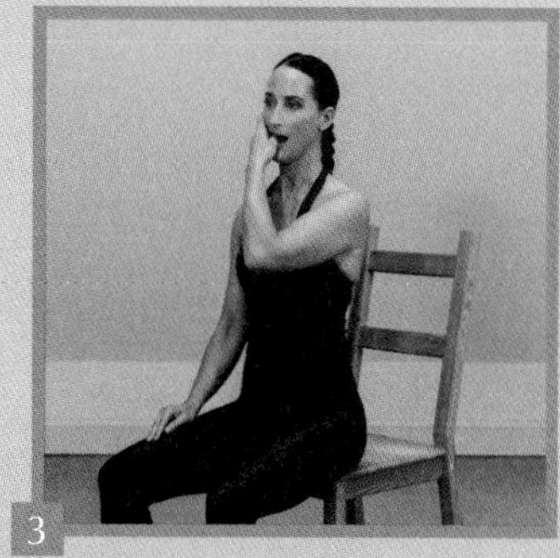

Masseter-Massage, Seite 103

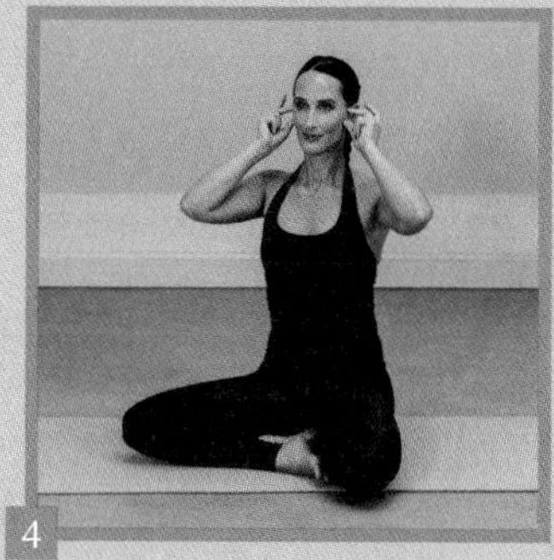

Mobilisation des Jochbogens, Seite 106

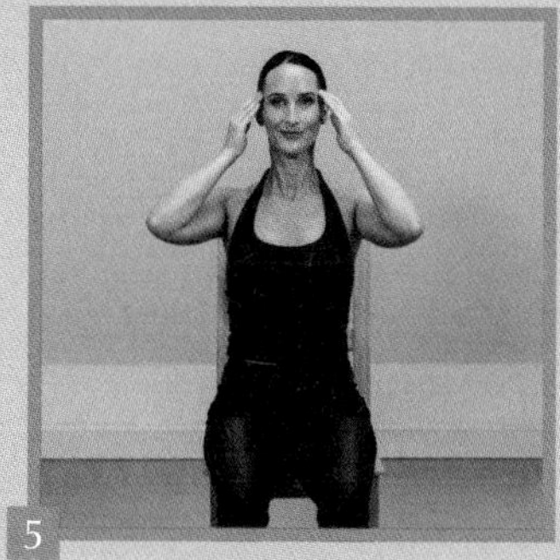

Entspannung der Stirn-Jochbein-Naht, Seite 134

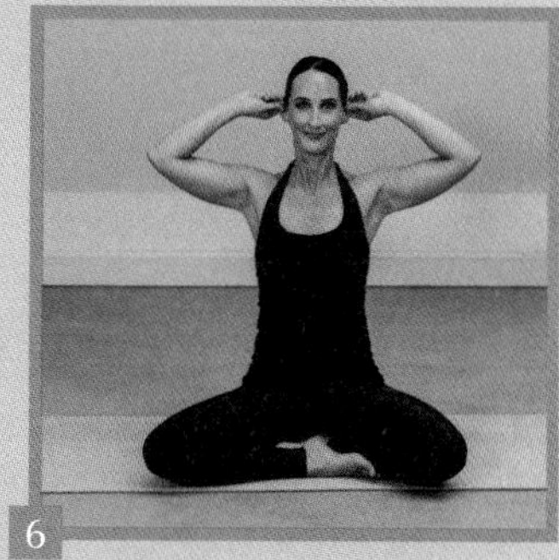

Earpull und Ohrmassage, Seite 130

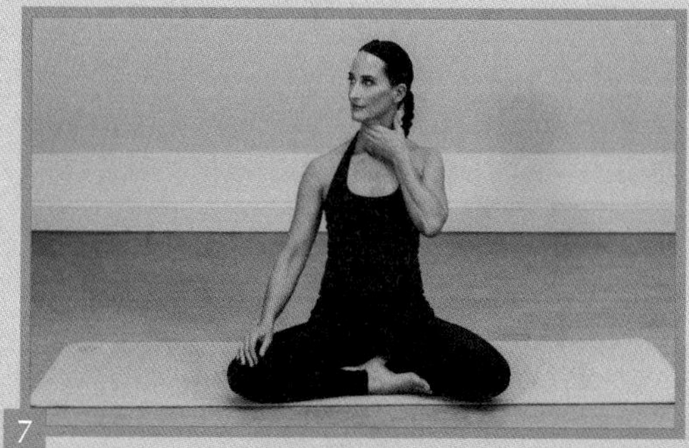

Nackentraktion, Seite 85

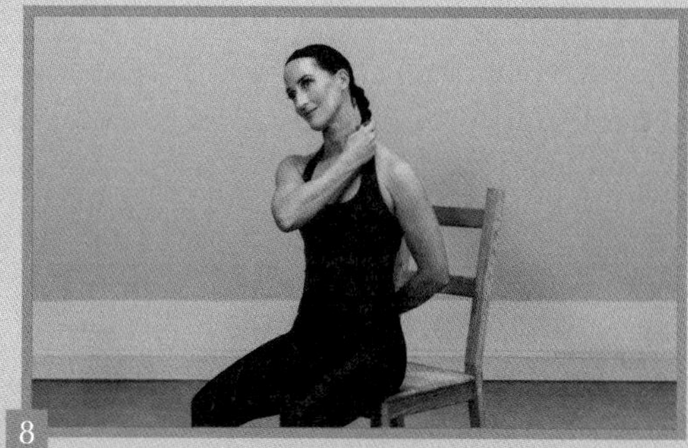

Dehnen und Cuppen, Seite 81

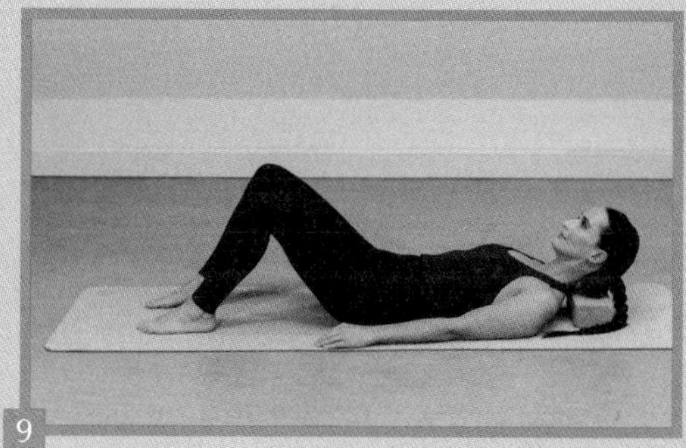

Entspannung für den Nacken, Seite 132

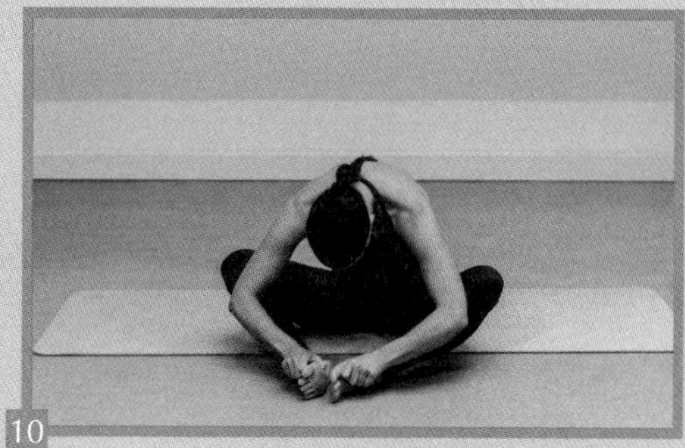

Ganzkörperausgleich, Seite 68

DEN ENERGIEFLUSS ANREGEN, OHNE ZU ERSCHÖPFEN

Dieses Programm richtet sich an Menschen, die spüren: Ich brauche zuerst Entlastung und Aufbau, nicht noch mehr Anforderungen. Die Bewegungen sind leicht, ruhig und stärkend, die Aufmerksamkeit liegt auf der Atmung und der Körperwahrnehmung.

Wirkung

Die Kombination aus diesen Übungen wirkt unterstützend und dient der Selbstfürsorge. Sie vermitteln deinem Nervensystem ein Gefühl von Sicherheit, was als entspannte Kraft wahrnehmbar ist.

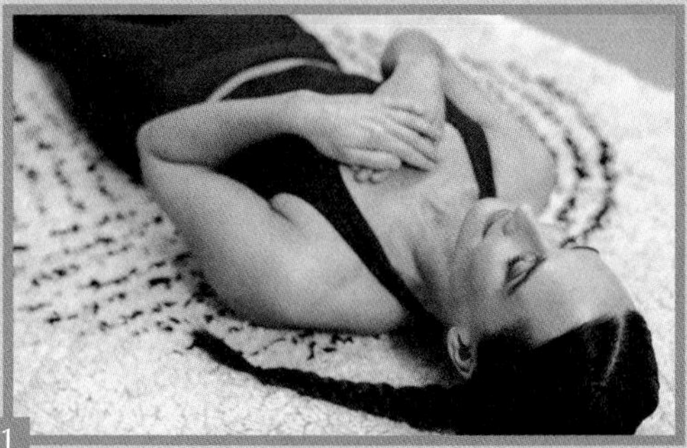

1

Entspannung, Hände auf Herz legen

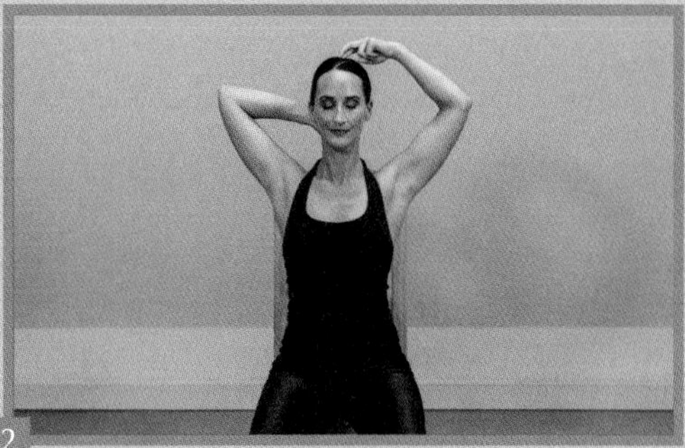

2

Loslassen, Seite 76

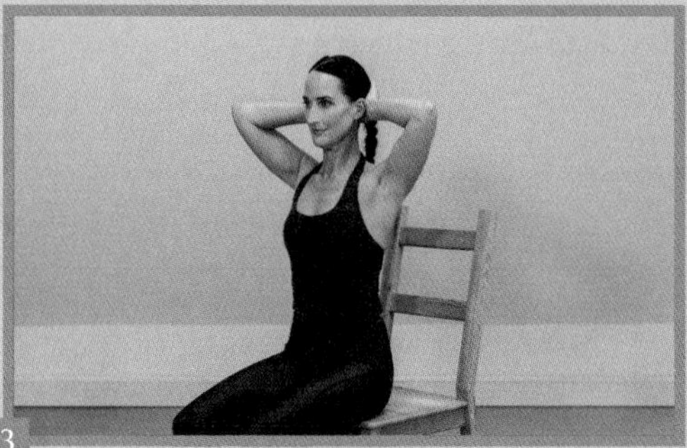

3

CV-4-Griff, Seite 66

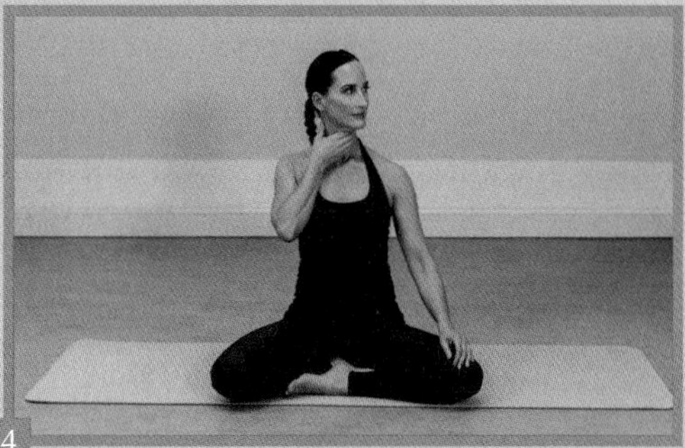

4

Vagusnerv-Dehnung am Hals, Seite 88

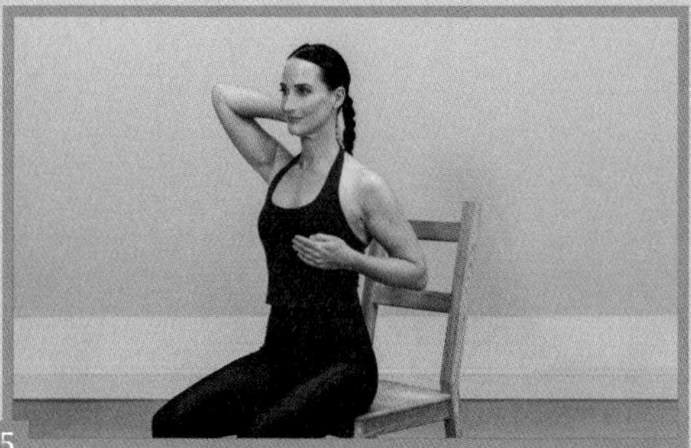

5

Das Herz beruhigen, Seite 110

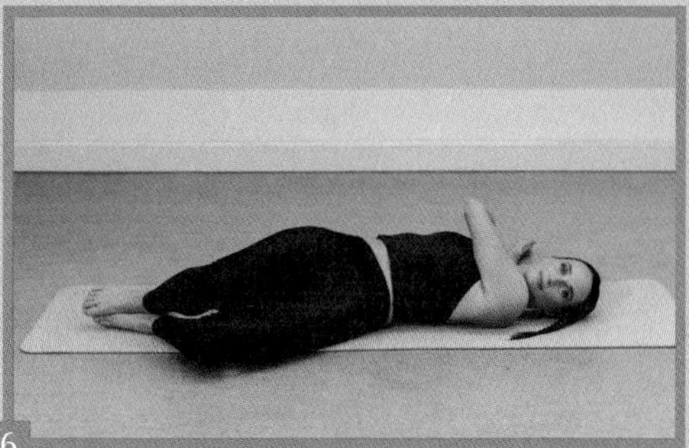

6

Den Rücken lockern, Seite 92

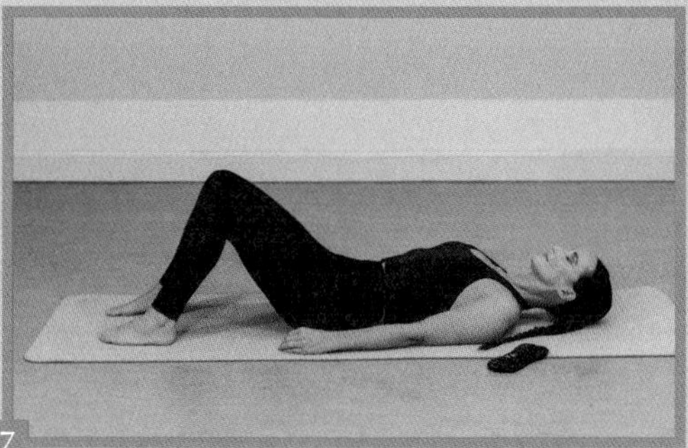

7

Release für den Psoas-Muskel
(ohne Hände auflegen), Seite 96

Ernährungsbasics für das Nervensystem

Schon allein dass du dieses Buch bis hierher gelesen hast, beeinflusst dein vegetatives Nervensystem. Denn das Lesen bringt dich dem Ruhemodus spürbar näher. Zu wissen, dass es Mittel und Wege gibt, mit denen du deine Symptome selbstwirksam lindern kannst, schenkt deinem Körper ein neues Gefühl von Souveränität und Sicherheit – darüber freut sich dein Parasympathikus natürlich sehr! Abschließend möchte ich dir nun noch eine letzte Stellschraube vorstellen, die du optimieren kannst, damit du neben Schlaf, osteopathischen Impulsen und Bewegung noch ein Werkzeug hast, mit dem du deinen Körper von innen stärken kannst. Lass uns über Ernährung sprechen – nicht über generelle Ernährungsrichtlinien, sondern gezielt über Ernährung im Dauerstress.

Die wichtigsten Nährstoffgruppen

Im Dauerstress geht es bei der Ernährung vorrangig um Stabilisierung im Blutzucker- und Mineralienhaushalt, um Beruhigung von Nerven, Nebennieren und Darm und um den Wiederaufbau einer gesunden Darmflora. Dazu möchte ich dir die wichtigsten Nährstoffgruppen nennen, die bei vegetativen Disbalancen und in Phasen hoher Belastung für die Gesunderhaltung des Körpers von Bedeutung sind. Sie sollten täglich in deinem Essen enthalten sein. Im Anschluss schenke ich dir ein Frühstücksrezept für ein warmes Porridge, das all die beschriebenen Nährbausteine in größeren Mengen enthält und dir einen energievollen Start in den Tag ermöglicht.

Komplexe Kohlenhydrate für Energie

Komplexe Kohlenhydrate sind langkettige Zucker, die der Körper langsamer verdaut. Das heißt, sie liefern gleichmäßiger länger anhaltende Energie für das Nervensystem. Gleichzeitig halten sie den Blutzuckerspiegel konstant und vermeiden Unterzuckerung – einer der gefährlichsten Stressverstärker. Komplexe Kohlenhydrate stecken zum Beispiel in Kartoffeln, Hirse, Hafer, Buchweizen, Vollkorn oder naturbelassenem Reis.

Achte auf Qualitätsmerkmale: Die Nahrungsmittel sollten einen angenehmen Geruch haben, meist riechen komplexe Kohlenhydrate leicht nussig. Nach dem Essen fühlt man sich gesättigt statt aufgebläht.

Hochwertiges Eiweiß für die Neurotransmitter

Der Körper braucht Aminosäuren (Eiweißbausteine), um Muskeln, Enzyme, Hormone, Zellen und wichtige Neurotransmitter fürs Gehirn (Serotonin, GABA [Gamma-Aminobuttersäure] und Dopamin) aufzubauen. Wer zu wenig hochwertiges Eiweiß zu sich nimmt, riskiert Reizbarkeit, Ängste oder Schlaflosigkeit. Sie stecken in Bio-Eiern, in gut gekochten oder eingeweichten Hülsenfrüchten oder in Fisch und in Fleisch – hier ist die Qualität entscheidend. In den meisten dieser Lebensmittel stecken zusätzlich viele B-Vitamine, die für Blutbildung, Nervenregulation und Energie sorgen.

Achte auf Qualitätsmerkmale: Der Eidotter bei Eiern ist kräftig gelb-orange, Fleisch riecht neutral und ist nicht wässrig, Hülsenfrüchte erzeugen keine Blähungen – wenn doch, weiche sie beim nächsten Mal länger ein.

Gute Fette für Nerven und Stressachsen

Das Gehirn besteht zu etwa 60 Prozent aus Fett, genau wie die Nerven. Doch zu hohe Cortisolspiegel, wie sie im Dauerstress oft zu finden sind, greifen den Fettstoffwechsel an. Dadurch findet man bei Betroffenen häufiger erhöhte Cholesterinwerte im Blut. Dann sollte das Ziel nicht sein, diese drastisch mit Medikamenten an die Normwerte anzugleichen oder gar auf Fette zu verzichten, wie es oft empfohlen wird, sondern stattdessen auf hochwertige Fette zu setzen und Stress abzubauen.

Hochwertige Fette beruhigen und reparieren das Nervensystem. Sie stecken in Ghee, kalt gepresstem Olivenöl, Lein-, Hanf- und Algenöl oder in Walnüssen. Kokosöl und Kokosmus sollen laut Studien sogar die Hirndurchblutung verbessern und Entzündungen reduzieren können. Es eignet sich gut zum Braten bei niedrigeren und mittleren Temperaturen.

Achte auf Qualitätsmerkmale: Das Öl riecht frisch, nicht stechend oder ranzig. Olivenöl schmeckt leicht bitter und kratzt sogar etwas im Hals. Leinöl sollte im Kühlschrank aufbewahrt werden. Wenn eine Flasche angebrochen ist, ist es nur etwa acht Wochen haltbar.

Mineralstoffreiche Pflanzen und Beeren

Dauerstress verbraucht massiv Magnesium, Kalium und Kalzium. Daher sollte man auf Gemüse- und Kräutersorten setzen, die besonders viel davon – und andere wichtige Mineral- und Spurenelemente – enthalten. Sie stecken zum Beispiel in grünem Blattgemüse wie Mangold, Spinat und wilden Kräutern, aber auch in Wurzelgemüse, Kohl, Petersilie und Sellerie. Grünes Blattgemüse und Beeren schützen die Zellen vor oxidativem Stress. Sie stärken das Immunsystem und enthalten meist viel Vitamin C. Wilde Heidelbeeren und Granatapfel werden im Zusammenhang mit Demenzprophylaxe genannt und sollen das Gehirn vor Alterung schützen können.

Achte auf Qualitätsmerkmale: Der Geruch von Kräutern und Gemüse ist intensiv, die Blattfarbe eher dunkel und kräftig, Reste von Erde oder kleinere unschöne Stellen sind ganz natürlich. Die Wirkung entfaltet sich schnell – ein Zeichen hoher Vitalität.

Fermentiertes: eher Therapeutikum als Alltagskost

Fermentierte Lebensmittel sind für das Darmmilieu hochwirksam, aber nicht pauschal verträglich. Sie liefern lebende Mikroorganismen und enthalten viele biogene Stoffe wie GABA (ein Neurotransmitter für Ruhe und Entspannung) und organische Säuren. Dadurch beeinflussen sie den Vagusnerv und modulieren bestimmte Botenstoffe. Deshalb sind sie theoretisch stressdämpfend und nervenstabilisierend, können empfindliche Menschen jedoch auch überreizen. Entscheidend sind die Art, die Menge, das Stresslevel und der Darmzustand.

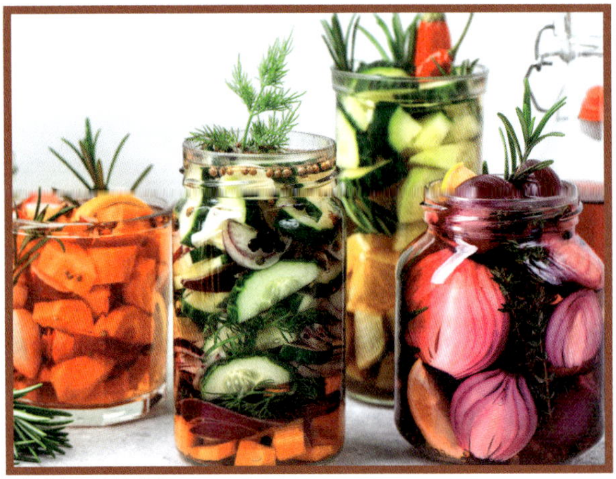

Fermentierte Lebensmittel sind für das Darmmilieu hochwirksam.

Fermentierte Lebensmittel helfen bei der Verdauung, bei Kältegefühl im Bauch und bei Erschöpfung. Doch Personen mit empfindlichem Magen, Histaminintoleranz, Reizdarm oder Schlafstörungen sollten sich diesbezüglich von qualifizierten Fachkräften beraten lassen oder mit milden Fermenten, zum Beispiel mit kleinen Mengen Brottrunk oder fermentiertem Reis, die individuelle Wirkung austesten.

Warmes Frühstücks-Porridge: mehr Fokus und Energie von Anfang an

In Phasen von Dauerstress wird das Frühstück leider oft zur Nebensache. Dabei ist es gerade am Morgen wichtig, mit ausreichend Energie in den Tag zu starten, um belastbar genug für die kommenden Aufgaben zu sein. Stattdessen lassen viele das Frühstück aus zeitlichen Gründen ausfallen oder frühstücken die Käsestulle und den Kaffee-to-go auf dem Weg zur Arbeit. Doch genau das treibt den Blutzucker kurz nach oben und lässt ihn genauso schnell wieder abfallen. Das bedeutet Extrastress für den ganzen Körper: Der Tag fängt dann nicht gut an, nämlich mit Nervosität, innerer Unruhe und dem Gefühl, den Tagesaufgaben schon am Morgen hinterherzulaufen.

Deswegen schenke ich dir jetzt wie versprochen ein unkompliziertes Rezept für ein Frühstücks-Porridge, das alle wichtigen Nährbausteine enthält, die du für einen vitalen Start in den Tag brauchst. Es eignet sich besonders an Tagen, an denen du dich unausgeschlafen fühlst, viel vorhast und merkst, dass dein Nervensystem ohnehin schon unter Spannung steht. Dann unterstützt es dich genau dort, wo der Körper unter Druck besonders viele Nährstoffe verbraucht, und hilft dir, belastbarer, konzentrierter und ruhiger in den Tag zu starten.

Wirkung

Die Auswahl der Zutaten folgt einem klaren Ziel: Nährstoffe zurückgeben, die im Stress schneller verloren gehen. Magnesium und B-Vitamine unterstützen das Nervensystem und die Energieproduktion, ohne kurzfristig aufzuputschen. Omega-3-Fettsäuren helfen, entzündliche Stressprozesse zu reduzieren, während Antioxidantien (in den Beeren) die Zellen schützen. Eine gute Portion Eiweiß sorgt für Stabilität, hält lange satt und verhindert Heißhunger. Ergänzt wird das Rezept durch komplexe Kohlenhydrate (in den Vollkornhaferflocken und im Buchweizen), die den Blutzucker sanft und gleichmäßig steigen lassen – eine wichtige Voraussetzung für Fokus, ruhige Gedanken und konstante Energie.

Zutaten

1 TL Chiasamen ▪ 50 g zarte Vollkornhaferflocken oder für eine glutenfreie Variante 50 g Buchweizenflocken ▪ 250 ml Mandelmilch ▪ optional: 1 TL Ashwagandha oder Maca-Pulver zur Cortisolregulation ▪ ½ Banane ▪ 1 Prise frisch gehobelter Zimt ▪ 1 EL Nussmus ▪ 1 Handvoll Beeren ▪ nach Bedarf: Kakaonibs, Walnuss- oder Kürbiskerne

Zubereitung

1. Lasse die Chiasamen über Nacht in circa 10 Milliliter Wasser ziehen.
2. Koche am nächsten Morgen die Haferflocken in der Mandelmilch auf und gib das Chiasamengelee und optional Ashwagandha- oder Maca-Pulver dazu.
3. Zerdrücke die halbe Banane und vermische sie mit dem Zimt und mit dem Nussmus.
4. Nimm den Topf vom Herd, vermische alle Zutaten und gib das Porridge in deine Lieblingsschüssel.
5. Toppe es mit 1 Handvoll Beeren (am besten wilde Heidel- oder Himbeeren) und streue noch ein paar Kakaonibs, Walnuss- und Kürbiskerne obendrauf – schon fertig!

Meine Tipps Das Frühstücks-Porridge nährt deinen Körper und füllt dein Nervensystem mit all den Bausteinen auf, die im Dauerstress verloren gehen. Doch all das nützt dir wenig, wenn du diese Nährstoffe schon mit den ersten Bissen verschenkst! Nimm dir Zeit beim Kauen und beim Essen. Denn wer seine Nahrung durch Kauen gut zerkleinert, der kurbelt schon im Mund die Enzymproduktion für die Verdauung an. Zeit lassen beim Essen bedeutet: Der Parasympathikus kann sich einschalten und dafür sorgen, dass alle Verdauungspassagen optimal zusammenspielen. Beides zusammengenommen, Zeit und Kauen, ist die beste und günstigste Medizin bei stressbedingten Verdauungsproblemen und Nahrungsmittelintoleranzen – und die Voraussetzung dafür, dass dein Körper all die guten Nährbausteine verwerten und zur Regeneration benutzen kann.

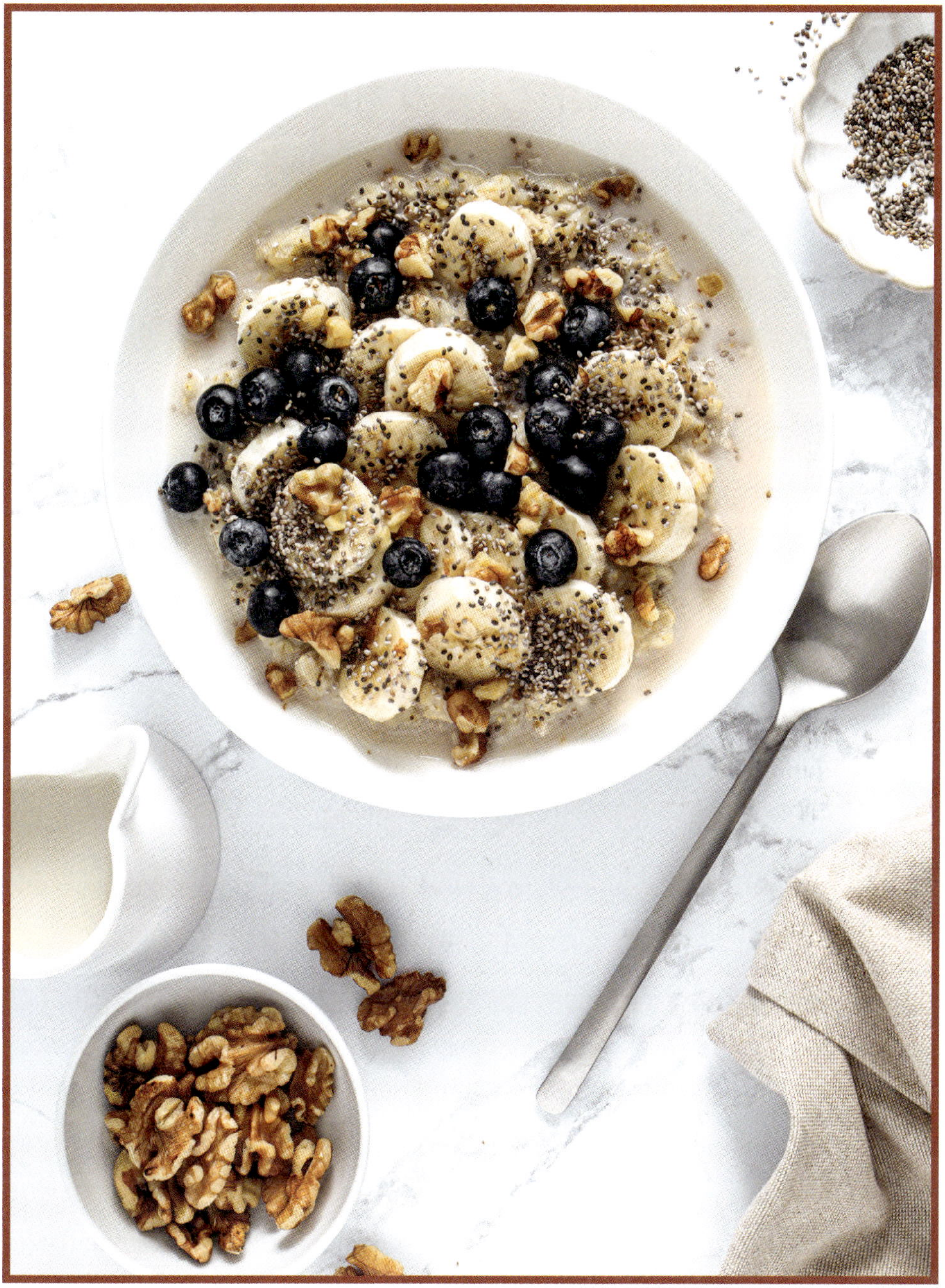

Das Frühstücks-Porridge füllt dein Nervensystem mit allem auf, was es für einen guten Start in den Tag braucht!

Supplements: wenn die Ernährung Unterstützung braucht

Viele Menschen, die ich in meinem Praxisalltag erlebe, achten schon auf eine bewusste Ernährung, kaufen regionale, saisonale und hochwertige Produkte, und versuchen, sich möglichst vielseitig, abwechslungs- und nährstoffreich zu ernähren. Und trotzdem stellen sie nur eine unzureichende Symptomlinderung fest. Dabei scheinen die Rahmenbedingungen doch zu stimmen.

Aus osteopathischer Sicht zeigt sich dann ein zentrales Problem: Wenn das vegetative Nervensystem aus der Balance geraten ist, verändert das nahezu die gesamte Verstoffwechslung. Der Körper befindet sich dann dauerhaft im Verbrauchsmodus, was dazu führt, dass seine Fähigkeit zur Regeneration, Aufnahme und Verarbeitung der Nährstoffe eingeschränkt ist.

Die Menge an Nährstoffen, die Stress dem Körper raubt, wird oft erheblich unterschätzt. Gerade, wenn der Körper schon lange unter Druck steht, können die meisten Nährstoffspeicher nicht mehr allein über die Nahrung befüllt werden, der Körper verliert immer mehr an Substanz.

Du kannst dir das folgendermaßen vorstellen: Unter Stress müssen Energie und Stresshormone möglichst schnell mobilisiert werden, denn alle Stress- und Regulationsmechanismen laufen auf Hochtouren. Dafür benötigt der Körper große Mengen an Vitaminen und Mineralstoffen. Zusätzlich mobilisiert er eine Extraportion an Aminosäuren und Fettsäuren, denn diese werden für neuronale Reizweiterleitung, Hormonproduktion, Muskelspannung und für Entgiftungsprozesse verbraucht.

Doch die Daueraktivität des Sympathikus drosselt gleichzeitig die Verdauung. Magensäure, Enzyme und Durchblutung im Verdauungstrakt nehmen ab. Nährstoffe können nun schlechter aufgeschlossen, weniger effizient aufgenommen und folglich langsamer verarbeitet werden. Das Nervensystem braucht stressbedingt also mehr Nährstoffe, bekommt effektiv aber weniger.

Bei Betroffenen entsteht dann häufig ein Teufelskreis: Die Stressanfälligkeit und die Symptome bleiben, obwohl sie objektiv gesehen gesund und ausreichend essen. Oft verstärken sich die Beschwerden sogar noch, denn durch die fehlenden Nährbausteine verschlechtert sich die Regulationsfähigkeit und das ganze Körpersystem wird instabiler. Um diesen Teufelskreis zu durchbrechen, braucht der Stoffwechsel dann manchmal etwas Unterstützung. Im nächsten Abschnitt schauen wir uns somit genauer an, welche Nährstoffe im Dauerstress eine Schlüsselrolle spielen und wie sich die Nährstoffspeicher gezielt und alltagstauglich wieder auffüllen lassen.

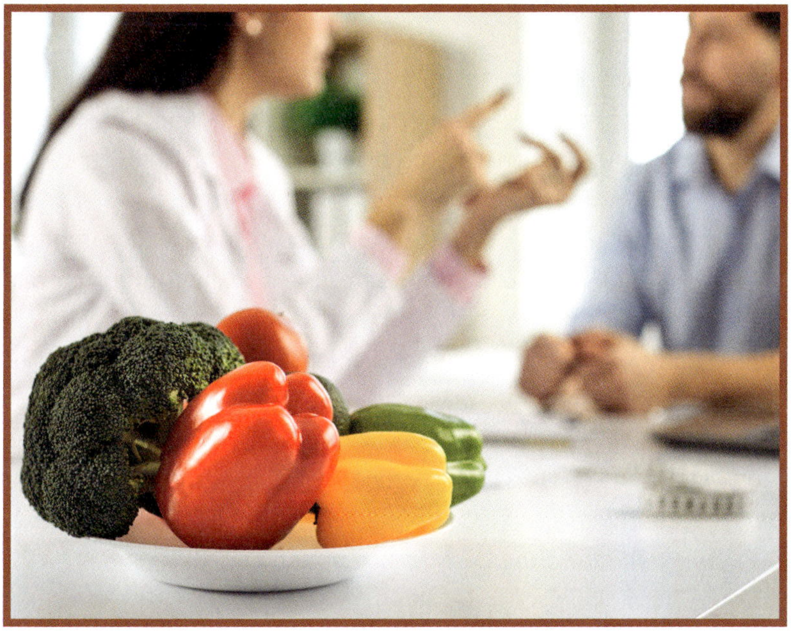

Bei Dauerstress befindet sich der Körper im Verbrauchsmodus, während Aufnahme und Verarbeitung von Nährstoffen gleichzeitig eingeschränkt sind.

Supplements bei vegetativen Disbalancen

Im Dauerstress versucht das vegetative Nervensystem weiterhin zu regulieren, obwohl ihm zunehmend die biochemischen Grundlagen dafür fehlen. Der Körper muss immer häufiger auf körpereigene Ressourcen oder Vitamin- und Mineralstoffspeicher zurückgreifen, und das geht allmählich an die Substanz!

Bis dahin haben viele Betroffene mehrere Arzt- und Therapeutenbesuche hinter sich. Doch allzu oft werden die Symptome als »psychischer Stress« fehlgedeutet, dabei sind sie meist präzise Hinweise, dass der Körper mit Nährstoffmangel zu kämpfen hat und ihm die Substanz für Anpassung und Aufbau fehlt.

Besonders deutlich zeigt sich dies an der neuronalen Reizverarbeitung, denn für stabile Nervenleitungen, ausgeglichene Neurotransmitterspiegel und für eine gesunde Stressantwort braucht das Gehirn kontinuierlich Mikronährstoffe. Fehlen sie, reagiert das Gehirn mit Brain Fog, Kopfschmerzen, Schlafstörungen, Reizbarkeit oder mit Konzentrationsmangel und Vergesslichkeit. Das Nervensystem arbeitet dadurch zunehmend ineffizienter: Reize werden schlechter gefiltert, Erholung fällt schwerer und dem Körper fehlt die Kraft zur Heilung. Wer diese Signale früh als Mangelversorgung erkennt, kann mit Nährstoff-Supplements wie Magnesium, Vitamin-B-Komplex, Vitamin C oder Omega-3-Fettsäuren gezielt gegensteuern und dem Nervensystem die Grundlage zurückgeben, die es für nachhaltige Stabilität braucht. Damit du dir einen ersten Überblick verschaffen kannst, liste ich dir im Folgenden die entscheidenden Mikronährstoffe auf, die im Dauerstress am häufigsten fehlen und die sich über Nährstoff-Supplements anreichern lassen.

Fehlende Nährstoffe und ihre Symptome

Magnesium gilt unter den Mineralstoffen als der Anti-Stress-Nährstoff. Es ist unverzichtbar bei der parasympathischen Aktivierung und wird bei jeder Stressreaktion verbraucht. Magnesium wirkt hemmend auf das Nervensystem und macht Muskel-, Gefäß- und Nervenentspannung möglich. Wenn Magnesium fehlt, bleibt der Körper im inneren Spannungszustand. Nervosität, Einschlafprobleme, Nervenzuckungen, Muskelkrämpfe und Kopfschmerzen sind häufige Anzeichen dafür, dass zu wenig Magnesium zur Verfügung steht.

B-Vitamine arbeiten eng mit Magnesium zusammen, besonders mit B_1, B_6, B_9 und B_{12}. Diese sind für Energiegewinnung, Reizweiterleitung und die Bildung von Neurotransmittern zuständig. Ein Mangel zeigt sich weniger spektakulär, dafür schleichend: Es kommt zu mentaler Erschöpfung, emotionaler Instabilität, Energiemangel und Gedächtnislücken.

Vitamin C ist am Abbau von Stresshormonen beteiligt und wird im Dauerstress massiv als Antioxidans für den Zellschutz benötigt. Das Gehirn besitzt besonders hohe Konzentrationen an Vitamin C, möglicherweise ein Hinweis dafür, wie wichtig es für die mentale Belastbarkeit ist. Sinkende Spiegel äußern sich in Infektanfälligkeit, Erschöpfung, Kopfschmerz und mit verzögerter Heilung. Solltest du diese Symptome bei dir schon länger spüren, empfehle ich dir eine ärztliche Beratung oder einen Besuch bei einem Heilpraktiker, denn Vitamin-C-Infusionen helfen in vielen Fällen bei Symptomen schnell und effektiv.

Zink und Selen schützen die Zellen ebenfalls vor oxidativem Stress und unterstützen das Immunsystem. Darüber hinaus sind sie entscheidend für die Schilddrüsen- und Gehirnfunktion. Ein Defizit äußert sich in Stimmungstiefs, Infektneigung, Haarausfall oder Gedächtnisschwäche. Zink und Selen sollten gezielt, aber nicht dauerhaft in hohen Dosen eingenommen werden.

Omega-3-Fettsäuren wirken entzündungsmodulierend, unterstützen die Neuroplastizität und können innere Unruhe sowie depressive Verstimmungen abmildern. Zusammen mit Magnesium und B-Vitaminen wirkt Omega-3 als sanfter Stimmungsbooster.

Aminosäuren sind ebenfalls nicht zu unterschätzen, da sie die Grundlage für Serotonin, Dopamin (gern als Glückshormone bezeichnet) und Noradrenalin bilden. Bei anhaltendem Stress werden sie vermehrt verbraucht, insbesondere wenn Schlaf, Verdauung oder Proteinzufuhr eingeschränkt sind. Typische Symptome sind Antriebslosigkeit, Muskelabbau, emotionale Schwankungen und Ausgezehrtsein.

Nahrungsergänzung in Phasen von Dauerstress kann also sehr sinnvoll sein. Sie hilft unterstützend dabei, leere Energiespeicher schneller und gezielter wieder aufzufüllen und dem Nervensystem die Substanz zurückzugeben, die zur Stabilisierung notwendig ist. Am besten ist es, relevante Nährbausteine über eine Blutuntersuchung testen zu lassen, damit ganz klar wird, welche Mikronährstoffe fehlen und aufgefüllt werden sollten.

GEZIELTE FUNDIERTE EINBLICKE: VOLLBLUTANALYSE IM LABOR

Viele der beschriebenen Körpersignale werden als Stresssymptome abgetan. Tatsächlich sind sie oft präzise Hinweise auf leere Mikronährstoffspeicher. Um gezielt und sinnvoll mit Nahrungsergänzungsmitteln zu unterstützen, kann es hilfreich sein, relevante Mikronährstoffe über ein Labor bestimmen zu lassen. Die gesetzlichen Krankenkassen übernehmen die Kosten für Analysen in der Regel nicht, sie sind aus eigener Tasche zu bezahlen. Sie ermöglichen jedoch, Nahrungsergänzungsmittel gezielt und in individuellen Dosen einzusetzen und das Nervensystem somit fundiert zu unterstützen. Das spielt besonders bei Eisen, Jod und Vitamin D eine Rolle: Der Bedarf steigt bei Dauerstress erheblich und kann zu Müdigkeit, Gehirnnebel, Muskelschmerzen und Zyklusstörungen führen. Diese Mikronährstoffe sollten jedoch nie unbedacht substituiert werden. Besprich dich am besten mit deiner Ärztin oder deinem Heilpraktiker, welche Parameter du ergänzen solltest, und biete an, einige Werte selbst zu bezahlen, wenn sie für die Behandlung wichtig sind.

Ernährung »osteopathisch gedacht«

Osteopathische Übungsimpulse setzen gezielt an den Regulationsmechanismen des Körpers an und helfen, das vegetative Nervensystem wieder ins Gleichgewicht zu bringen. Darüber hinaus spielt die Ernährung eine große und unterstützende Rolle, da wir über Nahrungsmittel und Nährbausteine unmittelbar auf Verdauung, Stoffwechsel und nervale Reizverarbeitung Einfluss haben und somit den (Selbst-) Behandlungserfolg von osteopathischen Impulsen nachhaltig unterstützen – oder auch behindern.

Gerade Betroffene mit Reizdarm oder Reizmagen spüren sehr häufig, wie sich die Art, sich zu ernähren, auf die Symptomatik auswirkt. Zucker, stark verarbeitete Nahrungsmittel oder Fast Food beeinflussen beispielsweise die Spannung im Darm, blähen ihn weiter auf und befeuern Schmerzen noch. Das hat Auswirkungen auf den Rücken, auf das Becken, auf den Nacken, auf den Kopf und schließlich auch auf das vegetative Nervensystem. Die Übungen aus dem Abschnitt »Reizdarm und Reizmagen« ab Seite 118 regulieren die Darmperistaltik und mobilisieren den unteren Rücken zuverlässig, aber die Ernährungsweise entscheidet darüber, ob die Spannung wiederkommt oder die Übungen nachhaltig wirken können.

Betroffene, bei denen sich Stress mehr in den Muskeln und Faszien niederschlägt, spüren, wie sich ihre Ernährungsweise auf Verspannungen und Beweglichkeit auswirkt. Zucker, stark verarbeitetes Essen, zu viele Milchprodukte, Alkohol oder zu viel tierisches Eiweiß können zu Entzündungen im Körper führen, und auf diese reagieren unsere Faszien äußerst sensibel. Die Faszien werden zäher, weniger gleitfähig und schmerzanfälliger. Alle Übungen aus dem Kapitelabschnitt »Muskelverspannungen« ab Seite 79 lösen diese Verspannungen spürbar auf, aber die Ernährung hat maßgeblich Einfluss auf die Gewebequalität.

Spüren, ob das, was du isst, guttut!

Obwohl wir meist gar nicht bewusst darüber nachdenken, wie sich unser Essen unmittelbar auf unseren Körper auswirkt, signalisiert uns der Körper deutlich, was ihm bekommt und was ihm schadet. Wie leicht wäre es, wenn wir ihm auch hier ab und zu zuhören würden: Ein achtsamer Dialog würde einige Kilos ersparen, Bauchweh vermeiden und mehr Energie geben. Deswegen gebe ich dir jetzt eine kleine Anregung an die Hand, mit der du deine Ernährungsweise »osteopathisch« überdenken kannst. Überprüfe nach einer Mahlzeit ob:

- dich das, was du gegessen hast, reizt oder entspannt,
- du dich danach klar fühlst oder träge,
- deine Atmung nach dem Essen ruhig ist,
- dein Bauch weich ist oder sich anspannt,
- sich das Essen wie Ballast anfühlt oder dir Energie und Vitalität schenkt.

Superspannend, oder? Dein Körperfeedback gibt dir jederzeit wichtige Hinweise, wie gut deine Mahlzeiten für dich sind. Du darfst dich nach dem Essen ruhig etwas müde fühlen, aber Erschöpfung und Unruhe sind Zeichen, dass dein Nervensystem im Stress ist. Mit dieser kleinen Spür-Übung findest du schnell heraus, was dir bekommt und deinen Körper nährt und welche Nahrungsmittel dein vegetatives Nervensystem zusätzlich reizen oder beruhigen. Aber Achtung! Einige Nahrungsmittel machen sich erst während der Verdauungsprozesse bemerkbar und verursachen erst nach Stunden deutliche Symptome wie Durchfall, Bauchkrämpfe oder Kopfschmerzen. Mache dir dazu Notizen: Schreibe auf, was du isst und wie du dich danach fühlst. Dadurch bekommst du schon nach kurzer Zeit eine persönliche Übersicht, was dir guttut und was du vorerst lieber vermeiden solltest.

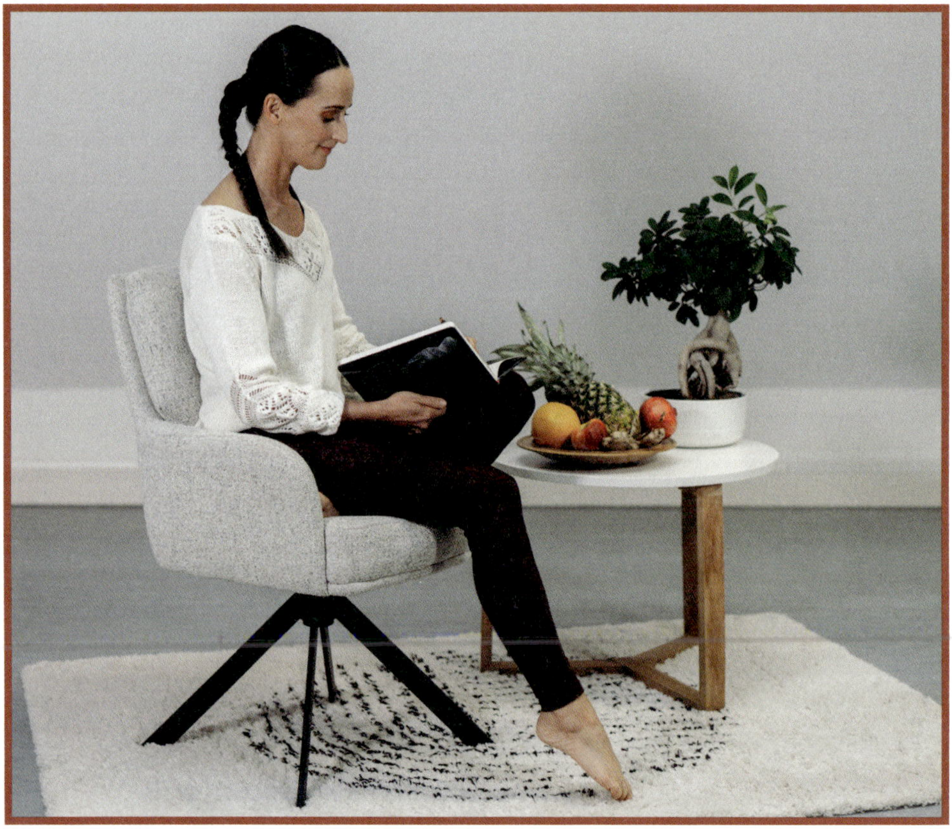

Ein paar Notizen klären schnell, was dir gut bekommt und was deinen Körper im Dauerstress zusätzlich belastet.

Achtsam und stärkend essen: ungünstige Essgewohnheiten vermeiden

Abschließend zum Thema Ernährung unter Belastung möchte ich dir noch ein paar Tipps geben, wie du beim Essen achtsamer sein kannst, um mehr in den Genuss deiner Mahlzeiten zu kommen, anstatt sie hastig einzunehmen und dann später als Ballast im Bauch zu spüren. Der grüne Haken zeigt dir Ernährungsroutinen, die dich im Dauerstress unterstützen. Das rote X weist auf Gewohnheiten hin, die du lieber vermeiden solltest.

- ✅ Warme, gekochte Mahlzeiten zur Stärkung des vegetativen Nervensystems tun im Dauerstress gut. Sie regen eher den Parasympathikus an und sorgen für ein Gefühl von Geborgenheit und Schutz. Zeichen, dass die warmen Mahlzeiten helfen, sind beispielsweise warme Füße und Hände, weniger Blähungen, besserer Schlaf und mehr Energie.
- ✅ Für die meisten Betroffenen sind zwei warme Mahlzeiten am Tag optimal.
- ✅ Die letzte Mahlzeit sollte gegen 19 Uhr eingenommen werden. Sie sollte leicht verdaulich und nicht zu üppig sein. Auf Rohkost solltest du am Abend lieber ganz verzichten, sie liegt schwer im Magen.
- ✅ Kaufe und iss möglichst saisonal, regional, frisch und bio, denn je länger die Transport- und Lagerzeiten sind, desto weniger Nährstoffe enthalten die Lebensmittel meist.
- ✅ Nimm dir beim Essen Zeit. Kaue deine Nahrung gut und sitze beim Essen mit aufrechter Körperhaltung. Erst dann verläuft die Darmpassage in ruhigen Bahnen.
- ❎ Reduziere bei einem gereizten Nervensystem kalte Mahlzeiten oder eisgekühlte Getränke.
- ❎ Zu »kalt« zählen auch Rohkost und Salat. Darauf musst du aber nicht komplett verzichten – teile die Portionen jedoch besser auf oder ersetze einen Teil durch Wok-Gemüse.

- ☒ Kaffee, Weißmehlprodukte, Zucker, stark verarbeitete Lebensmittel, Alkohol und ständiges Essen kurbeln den Blutzuckerspiegel an – das jagt auch dein vegetatives Nervensystem. Vermeide diese Lebensmittel lieber.
- ☒ Reduziere beim Einkaufen stark verarbeitete Lebensmittel. Die Zutatenliste auf dem Etikett sollte möglichst kurz gehalten sein und wenig E-Nummern enthalten.
- ☒ Iss nicht vor dem Computer, dem Fernseher oder wenn du es eilig hast! Sonst kommt viel Luft in den Bauch und die Verdauung stockt – das Essen liegt dann schwer im Magen und du verlierst Energie.
- ☒ Lasse dich beim Essen weder durch Handy, Nachrichten noch durch Fernsehen oder Computer ablenken. Denke stattdessen: »Jetzt esse ich!«, und nimm dir Zeit dafür. Dann kann sich der Parasympathikus einschalten und die Verdauungsvorgänge in Gang setzen.

Ernährung ist weit mehr als die Summe einzelner Nährstoffe. Sie ist eher wie ein täglicher Dialog zwischen dir und deinem Körper. Wenn du beginnst, diesen Dialog bewusster zu gestalten, verändert sich nicht nur dein Essverhalten, sondern auch dein inneres Gleichgewicht und dein gesamter Stoffwechsel. Genau wie bei den Übungen geht es bei Ernährungsweisen nicht um Perfektion, sondern um feines Spüren: Was nährt dich wirklich, was fordert dich eher oder was ist eigentlich nur Ballast?

Aus osteopathischer Sicht steht dabei immer die Fähigkeit des Körpers im Mittelpunkt, sich selbst zu regulieren. Deine Ernährung kann diesen Prozess unterstützen – oder ihn unnötig erschweren. Indem du einfache, warme, gut verträgliche oder regelmäßig eingenommene Mahlzeiten bevorzugst, schaffst du Bedingungen, in denen dein System zur Ruhe kommen und Kraft aufbauen kann.

Ein paar Worte zum Schluss

Ich wünsche mir, dass du dieses Buch mit einem guten Gefühl schließt. Nicht, weil Stress jetzt kein Thema mehr ist, sondern weil du weißt: Du bist ihm nicht mehr hilflos ausgeliefert. Du hast Werkzeuge kennengelernt, mit denen du deinen Körper und dein Nervensystem selbst unterstützen kannst – zuverlässig, alltagstauglich und in deinem eigenen Tempo, selbst in herausfordernden Zeiten.

Die Übungen und Impulse in diesem Buch sind kein schnelles Anti-Stress-Programm. Sie sind Einladungen und Möglichkeiten, in herausfordernden Situationen wieder bei dir anzukommen. Wenn du beginnst, einzelne Dinge auszuprobieren oder dein Wissen durch immer mehr eigene Erfahrungen zu festigen, verändert sich etwas Entscheidendes: Du erlebst dich nicht mehr nur als Reaktion auf Stress, sondern als jemand, der Einfluss auf Symptome, Beschwerden und das eigene Wohlbefinden nehmen kann – manchmal mit kleinen, manchmal mit größeren Schritten.

Vielleicht nimmst du aus diesem Buch vor allem eins mit: Du musst nicht warten, bis die Belastung vorbei ist, um dich besser zu fühlen. Du darfst schon mitten im Stress anfangen, gut für dich zu sorgen. Dafür hast du im Buch viele Techniken kennengelernt, mit denen du deinem Körper zuhören, aber auch antworten kannst. Vertraue darauf, dass dein Körper weiß, was er zum Heilen braucht, und dass du ihn dabei wirksam unterstützen kannst!

Damit wünsche ich dir ein entspanntes und stressarmes Leben. Bleib neugierig und erlebe deinen Körper immer wieder als wertvollen Partner für deine Gesundheit!

Deine Friederike Reumann

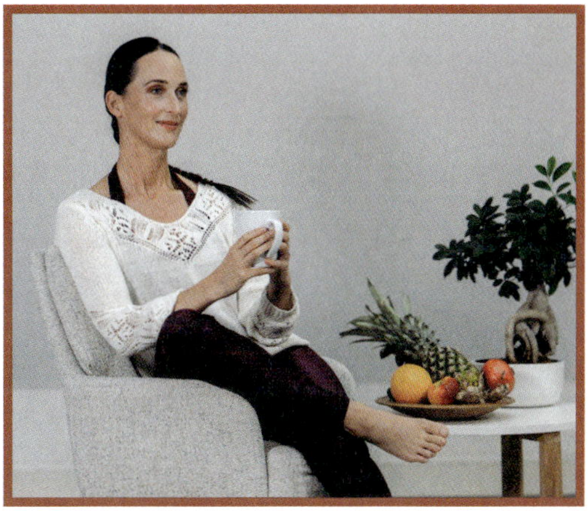

ANHANG

Übungsübersicht

Teil 1: Das vegetative Nervensystem spüren und lesen

Teil 2: Basisübungen für ganzheitliche Regulation

Atemtechniken

Teil 3: Übungen bei spezifischen vegetativen Beschwerden

Muskuläre Verspannungen

Stressbedingte Schlafprobleme

Empfehlungen

Schröpf-Cups
BellaBambi: www.bellabambi.de
Mini-Cups und Original-Cups von mittelstarker Intensität (REGULAR)

Ätherische Öle
Primavera: www.primaveralife.com
Taosis: taoasis.com

Meditation und Selbsthypnose
»ChakraTunes« von Raphael Kempermann mit vielen Meditationsvideos zu Themen wie Einschlafen, Nervensystem heilen und Manifestieren

PhysioPlus Neustadt: www.physioplus-neustadt.de
TriImpulsa Methode – osteopathische Selbstregulation mit Friederike Reumann und Onlineshop

Torsten Pfitzer: www.drpfitzer.de/schmerzfrei
Onlineprogramm »Befreit von CMD« – Kieferbeschwerden ganzheitlich selbst behandeln

Svenja Borchers: www.svenjaborchersyoga.de
Neurozentriertes Yoga und Retreats zum Thema Yoga, Nervensystem und Selbstwirksamkeit

Stefanie Arend: www.yinyoga.de
Yin Yoga und Coaching für Mindfulness, Hochsensibilität und ganzheitliche Konzepte

Über die Autorin

Friederike Reumann ist Physiotherapeutin, Osteopathin und Heilpraktikerin mit eigener Praxis und Yogaloft bei Hannover. Sie hat unter anderem Ausbildungen in Yoga, TCM und ayurvedischer Medizin absolviert und weitet ihr langjähriges, fundiertes Wissen ständig aus. Friederike hat nicht nur zahlreiche Bücher über Selbstbehandlungsmethoden geschrieben, sondern verfasst regelmäßig Artikel für bekannte Magazine und Fachzeitschriften.

Wer mehr über Friederike und über ihre Praxis PhysioPlus bei Hannover erfahren möchte, findet weiterführende Informationen auf ihren beiden Homepages. Dort findet ihr neben einem Onlineshop und einer Mediathek mit Übungsprogrammen alle Infos zu anstehenden Ausbildungen (Yoga & Osteopathie), Day-Retreats und Kursen.

Auch über Youtube- und Instagramkanäle versorgt sie ihre Community ständig mit Informationen und wertvollen Tipps.

Websites:

- www.physioplus-neustadt.de
- www.yoga-am-steinhuder-meer.de

Instagram:

- physioplus_neustadt
- friederike_reumann

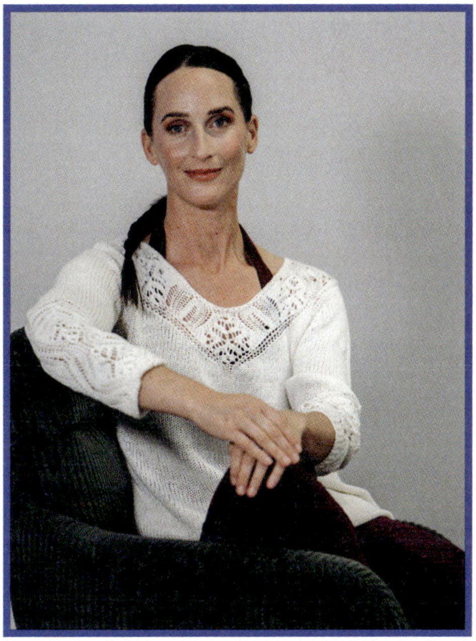

Dank

Zum Abschluss möchte ich mich von Herzen bei allen Menschen bedanken, die dieses Buchprojekt möglich gemacht haben! Ein ganz besonderer Dank gilt meinem Shooting-Team, das mich nun schon seit vielen Jahren durch meine riva-Buchprojekte begleitet. Danke an Nora, Bo, Philipp, Selin und Nadine – für eure Zeit, Geduld, eure Ideen, die seelische Unterstützung und euren unermüdlichen Einsatz. Für Herzblut, Freude, die vielen Kaffeepausen und Beauty-Ampullen. Vor allem aber dafür, dass ihr jedes meiner Projekte mit so viel Engagement und Verlässlichkeit mitträgt und ich mich darauf verlassen kann, dass mit eurer Unterstützung wieder ein gutes Buch entsteht!

Danke Svenja. Nicht nur für dein wunderschönes, wertschätzendes Vorwort, das diesem Buch eine besondere Tiefe verleiht, sondern auch für unsere Freundschaft, Verbundenheit und all die gemeinsamen Erinnerungen, die uns bis heute begleiten. Dass du Teil dieses Buches bist, bedeutet mir viel!

Herzlichen Dank an den riva Verlag – für das entgegengebrachte Vertrauen und die professionelle Unterstützung von der Buchidee bis hin zum fertigen Buch. Es ist mir immer wieder eine Freude, mit euch zusammenzuarbeiten!

Dieses Buch trägt viele Gedanken, Begegnungen und Anregungen von meinen Patienten und Yogis in sich. Auch dafür bin ich sehr dankbar und hoffe, dass ich euch und meinen Lesern mit diesem Buch etwas zurückgeben kann.

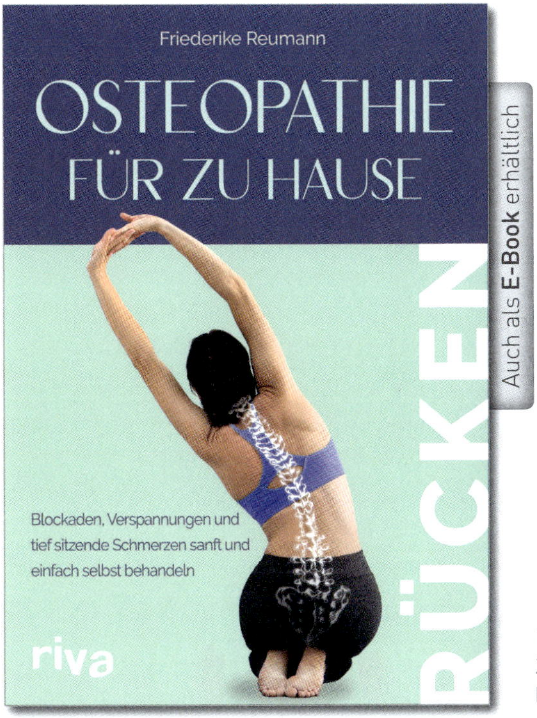

192 Seiten
20,00 € (D) | 20,60 € (A)
ISBN 978-3-7423-2843-4

Friederike Reumann

Osteopathie für zu Hause – Rücken

Blockaden, Verspannungen und tief sitzende Schmerzen sanft und einfach selbst behandeln

Ständig Rückenschmerzen – und keine Besserung in Sicht?! Mit Osteopathie kannst du Beschwerden sanft entgegenwirken und gleichzeitig die Selbstheilungskräfte deines Körpers aktivieren. Die erfahrene Physiotherapeutin, Osteopathin und Heilpraktikerin Friederike Reumann gibt dir die wirkungsvollsten Techniken an die Hand, mit denen du eigenständig schmerzende Muskeln, Faszien, Gelenke und Nerven behandeln kannst, um wieder beschwerdefrei zu werden. Bebilderte Anleitungen zu einfachen osteopathischen Übungen helfen dir, Verspannungen und Blockaden zu lösen und deine Mobilität zu verbessern. So übernimmst du aktiv die Verantwortung für einen gesunden Rücken!

riva

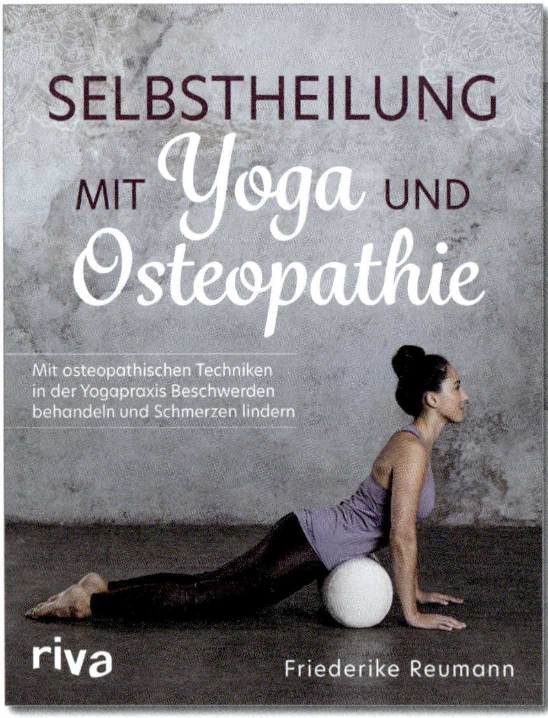

Auch als **E-Book** erhältlich

192 Seiten
22,00 € (D) | 22,70 € (A)
ISBN 978-3-7423-1608-0

Friederike Reumann

Selbstheilung mit Yoga und Osteopathie

Mit osteopathischen Techniken in der Yogapraxis Beschwerden behandeln und Schmerzen lindern

Viele Menschen leiden unter Stress, Schlafproblemen und Verspannungen. Hierbei können Yoga und Osteopathie helfen. Die Osteopathin, Physiotherapeutin und Yogalehrerin Friederike Reumann hat die besten Methoden und Übungen beider Behandlungstherapien zu einem einzigartigen Konzept zusammengeführt, um die eignenen Selbstheilungskräfte zu aktivieren. In vier Schritten, die sich am Schema einer Osteopathiebehandlung orientieren, zeigt die Autorin, wie bei einfachen Yogahaltungen ein osteopathischer Impuls gesetzt, Nebenstrukturen entlastet und Regulationskräfte geweckt werden können. Mit diesem Programm erlangt der Körper seine Energie zurück, um Beschwerden nachhaltig entgegenzuwirken.

riva

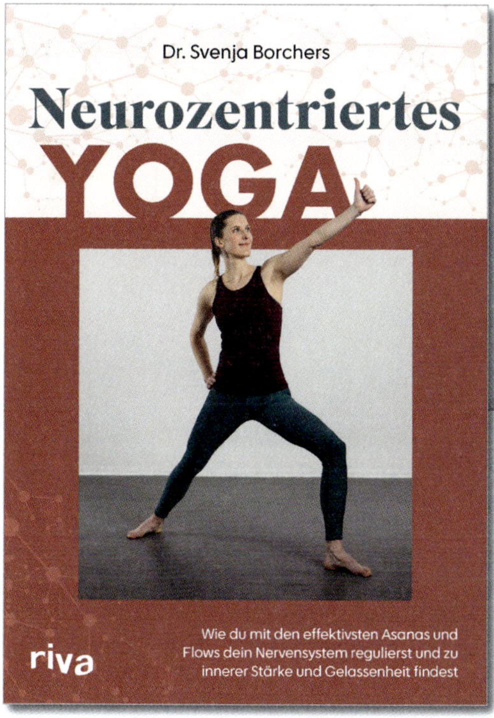

Auch als **E-Book** erhältlich

288 Seiten
24,00 € (D) | 24,70 € (A)
ISBN 978-3-7423-2829-8

Svenja Borchers

Neurozentriertes Yoga

Wie du mit den effektivsten Asanas und Flows dein Nervensystem regulierst und zu innerer Stärke und Gelassenheit findest

Neuroathletik boomt! Besonders spannend ist ihre Wirkung im Zusammenspiel mit Yoga. Dr. Svenja Borchers zeigt, wie sich die beiden Methoden nicht nur ideal verbinden lassen, sondern sich auch gegenseitig bereichern. Neurozentriertes Yoga kombiniert klassische Asanas mit Atem-, Augen- und Gleichgewichtsübungen, um das Nervensystem zu stärken und zu regulieren. Diese besondere Praxis schafft mehr Selbstsicherheit, geistige sowie körperliche Regeneration, bessere Beweglichkeit und Schmerzlinderung. Angeleitete Übungsserien helfen zudem, Stress, Angst, Überforderung oder auch Verspannungen entgegenzuwirken. Ein ganzheitlicher Ansatz, der für Harmonie zwischen Körper, Gehirn und Geist sorgt!

riva

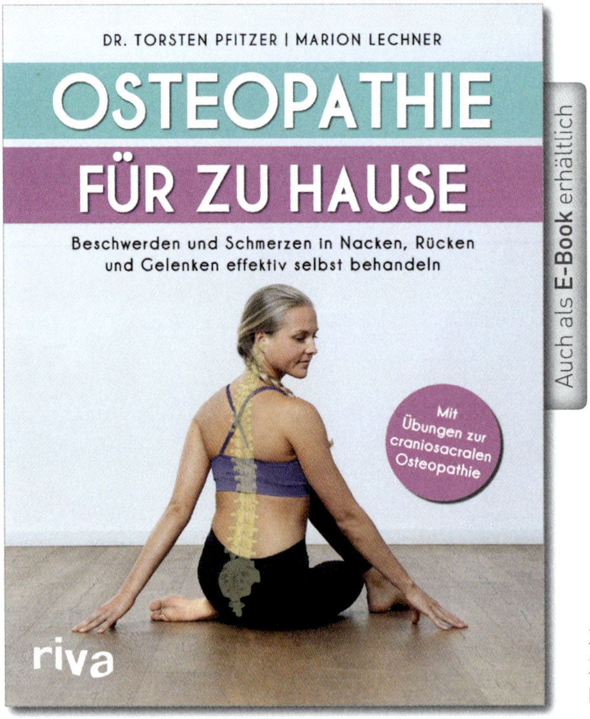

224 Seiten
22,00 € (D) | 22,70 € (A)
ISBN 978-3-7423-1452-9

Torsten Pfitzer
Marion Lechner

Osteopathie für zu Hause

Beschwerden und Schmerzen in Nacken, Rücken und Gelenken effektiv selbst behandeln.

Chronische Rückenschmerzen, Schwindel, Migräne, Tinnitus oder ein belastendes Karpaltunnelsyndrom – viele Beschwerden bleiben trotz Untersuchungen ohne klare Ursache und Linderung. Die erfahrenen Osteopathen Dr. Torsten Pfitzer und Marion Lechner haben dafür eine leicht anwendbare Methode entwickelt, die eine effektive Selbstbehandlung zu Hause ermöglicht. Selbsttests unterstützen dabei, Beschwerden richtig einzuordnen und passende Maßnahmen für die individuelle Eigentherapie auszuwählen. Mit einem klar strukturierten Übungsplan können Schmerzen an Kopf, Nacken, Rücken, Gelenken und Extremitäten langfristig gelindert und die eigene Beweglichkeit spürbar verbessert werden.

riva

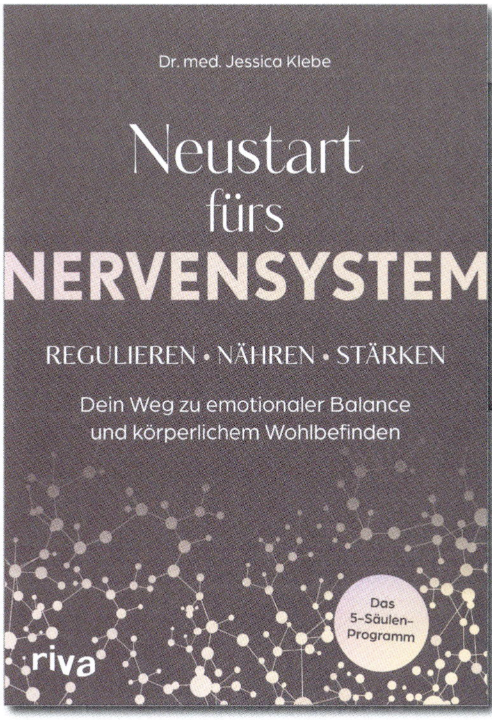

Auch als **E-Book** erhältlich

240 Seiten
20,00 € (D) | 20,60 € (A)
ISBN 978-3-7423-2882-3

Jessica Klebe

Neustart fürs Nervensystem

Regulieren – nähren – stärken: Dein Weg zu emotionaler Balance und körperlichem Wohlbefinden

Das Nervensystem ist das Zentrum der Gesundheit – gerät es aus der Balance, kommt es zu vielseitigen Beschwerden. Die Folgen reichen von innerer Unruhe über Wut und Überforderung bis hin zur Depression. Aber auch die Verdauung, das Immunsystem, die Haut- oder Herzgesundheit können betroffen sein. Die Expertin Dr. Jessica Klebe hat ein spezielles Programm zusammengestellt, mit dem man sein Nervensystem wieder ins Gleichgewicht bringen und so das eigene Wohlbefinden stärken kann. Mit den wirkungsvollsten Techniken aus Mindwork, der richtigen Nährstoffversorgung sowie gezielten Bewegungsübungen gelangt man zu mehr Stressresistenz und frischer Lebensenergie. Denn Gesundheit beginnt im Gehirn!

riva

Bibliografische Information der Deutschen Nationalbibliothek
Die Deutsche Nationalbibliothek verzeichnet diese Publikation in der Deutschen Nationalbibliografie. Detaillierte bibliografische Daten sind im Internet über https://dnb.de abrufbar.

Für Fragen und Anregungen
info@m-vg.de

Wichtige Hinweise
Dieses Buch ist für Lernzwecke gedacht. Es stellt keinen Ersatz für eine individuelle medizinische Beratung dar und sollte auch nicht als solcher benutzt werden. Wenn du medizinischen Rat einholen willst, konsultiere bitte einen qualifizierten Arzt. Der Verlag und die Autorin haften für keine nachteiligen Auswirkungen, die in einem direkten oder indirekten Zusammenhang mit den Informationen stehen, die in diesem Buch enthalten sind.

Ausschließlich zum Zweck der besseren Lesbarkeit wurde auf eine genderspezifische Schreibweise sowie eine Mehrfachbezeichnung verzichtet. Alle personenbezogenen Bezeichnungen sind somit geschlechtsneutral zu verstehen.

Originalausgabe
1. Auflage 2026
© 2026 by riva Verlag, ein Imprint der Münchner Verlagsgruppe GmbH
Türkenstraße 89
80799 München
Tel.: 089 651285-0

Alle Rechte, insbesondere das Recht der Vervielfältigung und Verbreitung sowie der Übersetzung, vorbehalten. Kein Teil des Werkes darf in irgendeiner Form (durch Fotokopie, Mikrofilm oder ein anderes Verfahren) ohne schriftliche Genehmigung des Verlages reproduziert oder unter Verwendung elektronischer Systeme gespeichert, verarbeitet, vervielfältigt oder verbreitet werden. Wir behalten uns die Nutzung unserer Inhalte für Text und Data Mining im Sinne von § 44b UrhG ausdrücklich vor.

Redaktion: Susanne Schneider
Umschlaggestaltung: Pamela Machleidt
Umschlag und Innenteil: Alle Bilder von Philipp Schröder, Don Philipe design and photo, mit Ausnahme von: Shutterstock/Bahtiar Maulanaa: 15, 31, 35; Barks: 15 (Gehirn); Blamb: 17; Axel_Kock: 19; Macrovector: 29; Rido: 21; Elenarts: 25 (l.), 28; benote: 25 (r.), 27; Chu KyungMin: 29; JCElv: 30; ilusmedical: 33; Paper Trident: 77; Prostock-studio: 141; KarinaKlachuk: 166; Sea Wave: 169; Studio Romantic: 171; Hasan Sumon: 177, 178
Layout und Satz: Daniel Förster
Druck: Florjancic Tisk d.o.o., Slowenien
Printed in the EU

ISBN 978-3-7423-0979-2

Weitere Informationen zum Verlag finden Sie unter
www.rivaverlag.de
Beachten Sie auch unsere weiteren Verlage unter www.m-vg.de